Ulrich Hoffmann

[AUSSER] KONTROLLE

mosaik

ULRICH HOFFMANN

[AUSSER] KONTROLLE

Was wir beeinflussen können
und was nicht – und wie wir lernen,
damit umzugehen

mosaik

MIX
Papier aus verantwortungsvollen Quellen
FSC® C014496

Penguin Random House Verlagsgruppe FSC® N001967

1. Auflage
Originalausgabe April 2022

Umschlag: Sabine Kwauka
Umschlagmotiv: Weltraumfahrer: galacticus/shutterstock
Redaktion: Dagmar Rosenberger
Satz: Uhl + Massopust, Aalen
Druck und Bindung: GGP Media GmbH, Pößneck
Printed in Germany
CH · IH
ISBN 978-3-442-39395-4
www.mosaik-verlag.de

Inhalt

Eingangskontrolle

Der Zeitgeist lässt uns glauben, wir sollten jederzeit alles unter Kontrolle haben. Und wenn das nicht gelingt, wäre es unsere Schuld. Psychologen sagen, das ist der sicherste Weg in Burnout oder Depression. Denn vieles lässt sich einfach nicht kontrollieren.

Andererseits steigert es unsere Lebenszufriedenheit enorm, wenn wir eine möglichst umfangreiche Selbstwirksamkeit entfalten. Deshalb ist es wichtig zu erkennen, was wir beeinflussen können und was nicht. Und herauszufinden, wie wir mit dieser Kränkung unserer Allmachtsfantasie besser klarkommen.

Vielleicht kennen Sie das sogenannte »Gelassenheitsgebet«:

»Gott, gib mir die Gelassenheit, Dinge hinzunehmen,
die ich nicht ändern kann,
den Mut, Dinge zu ändern, die ich ändern kann,
und die Weisheit, das eine vom anderen zu unterscheiden.«

Da nickt doch eigentlich jede*r. Denn dagegen ist wenig einzuwenden. Aber woher nun die Gelassenheit, den Mut und die Weisheit nehmen, wenn Gott noch nicht geliefert hat? Darum geht es in diesem Buch.

Das »Gelassenheitsgebet« wird oft im Rahmen von 12-Schritt-Programmen wie bei den Anonymen Alkoholikern genutzt. Weil es die Erkenntnis auf den Punkt bringt, dass wir auf manche Dinge Einfluss haben und auf andere nicht. Und dass dagegen weder Alkohol noch andere Drogen, Sex, Shopping, TV oder Essen helfen. Wer sich im Alltag ständig an den unbeeinflussbaren Dingen die Zähne ausbeißt, braucht früher oder später Hilfe.

In die Falle getappt

Auf diese eher allgemeine Einführung muss nun ein Beispiel folgen. Um deutlich zu machen, dass dieses Buch einen handfesten Alltagsbezug hat. Dass es nicht nur erhellend ist, sondern auch nützlich. Also habe ich lange hin und her überlegt. Wie wäre es mit der Sage vom chinesischen Bauern und seinem Sohn, bei der sich scheinbares Pech immer wieder in Glück wendet? Nicht schlecht, aber doch zu lebensfern. Oder ein Bericht darüber, wie ich vor zehn Jahren ein tolles Buch mit Umweltschutzthemen geschrieben habe, das sich aber nicht wirklich gut verkaufte. Wir waren einfach zu früh dran. Passt inhaltlich, ist mir aber für den Einstieg zu negativ. Wie wäre es mit einer Anekdote aus dem Leben meiner Freunde, vielleicht eher etwas mit Liebe als etwas Berufliches?

Und so grübelte ich vor mich hin auf der Suche nach der bestmöglichen Story, um Ihnen zu zeigen, wie dringend Sie dieses Buch brauchen. Aber keine war gut genug. Vor allem war keine dazu geeignet, *ganz sicher* das gewünschte Lesegefühl bei Ihnen zu erzeugen.

Bis mir klar wurde, wie ironisch diese Suche war: Ich wollte das optimale Beispiel, um das Ergebnis zu kontrollieren. Das geht aber meistens nicht, wie auch in diesem Fall. Also beschloss ich, mich an meine eigenen Ratschläge zu halten. Ich berichte Ihnen hiermit vom Versuch, ein Risiko zu vermeiden. Von der Erkenntnis, dass das nicht gelang. Und von meinem Entschluss, mich nicht als kluger Ritter auf dem weißen Pferd aufspielen zu wollen und durch Aufhübschungen und Halbwahrheiten doch noch möglichst umfassend zu kontrollieren, wie Sie über mich denken. – Sondern mich genau so menschlich zu zeigen, wie ich bin. Denn wir sitzen alle im selben Boot.

Garantien gibt dir keiner

Kontrolle ist gut – mit dieser Annahme wachsen wir auf. Nicht nur sozial, auch in unseren Hirnen ist das so verdrahtet. Einer der größten Stressfaktoren für uns ist: Unsicherheit.

Dummerweise leben wir in einer Zeit, die sehr viel Unsicherheit mit sich bringt. Auf immer weniger Dinge, die uns direkt betreffen, haben wir wirklich Einfluss. Und immer mehr Dinge betreffen uns. Anhaltende Unwetter auf der anderen Seite der Erde beeinflussen die Preise des Wochenendeinkaufs und ebenso die Laune unseres Chefs. Eine neue Krankheit, das mussten wir 2020 schmerzhaft lernen, kann sich rasend schnell ausbreiten und alles auf den Kopf stellen.

Im März 2020 – wie wir jetzt wissen: in der Woche vor dem ersten Lockdown – habe ich noch in Österreich mit einem Luftfahrt-Ingenieur geplaudert. Er erzählte begeistert von seinem Fachgebiet und erwähnte ganz nebenbei, dass es toll sei, einen krisenfesten Job zu haben. Sechs Monate später war die Luftfahrtbranche im Megakrisenmodus.

Corona ist sicher ein krasses Beispiel. Aber es ist eben nur ein Beispiel von vielen für eine Entwicklung, vor der wir die Augen nicht verschließen sollten.

Bereits zu Beginn meines Berufslebens, Ende der Achtziger, erlebte ich den Niedergang der Schriftsetzer. Ich absolvierte in den Sommerferien ein Praktikum bei einer großen Tageszeitung. Dort liefen ein paar Leute über die Flure, die nichts zu tun zu haben schienen. Sogenannte Desktop-Publishing-Programme hatten die Schriftsetzer überflüssig gemacht. Die meisten Verlage boten den Schriftsetzern an, sich umschulen zu lassen. Wer diesen Jobwechsel ablehnte, musste weiterhin morgens ein- und abends ausstempeln. Bekam aber keine Arbeit mehr. Eine solche Behandlung hält keine*r lange durch.

Kein Wunder, dass Marius Müller-Westernhagen genau zu dieser Zeit sang:

»Denn Garantien gibt dir keiner
Kein lieber Gott, auch der nicht, leider
Wenn du lebst bist du alleine
Ganz und gar«

Wir können auch anders

»Jedem Anfang wohnt ein Zauber inne«, schrieb Hesse, und da ist was dran. Aber wie viele Ehen, bei deren Schließung diese Zeilen deklamiert wurden, sind gescheitert?

Wir wissen schon längst, dass wir die Zukunft nicht vorherbestimmen können. Die Frage ist: Wie leben wir mit der Tatsache, dass wir niemals sichergehen können? Dass es eben keine Garantien auf die Zukunft gibt? Kann es gelingen, sich davon nicht entmutigen zu lassen?

Es kann. Wir sind nie gezwungen, weiterzumachen wie bisher. Es gibt Techniken, um die Unsicherheiten einzuordnen und auszuhalten. Es gibt Möglichkeiten, das Wichtige einigermaßen sicher vom Unwichtigen zu trennen. Und, ja, am Ende muss man den Mut zusammennehmen und loslegen. Aber man weiß dann, womit und warum.

Ich zum Beispiel bin in meinem ganzen Leben nur einmal vom Drei-Meter-Brett gesprungen, für meinen Fahrtenschwimmer. Danach habe ich mir viele Jahre lang jeden Schwimmbadbesuch mit dem Versuch verdorben, es noch einmal zu tun. Immer wieder habe ich mich über mich geärgert, fand meine Angst unbegründet, bin auf den Turm geklettert, habe dort oben eine Weile herumgestanden und bin dann unter – so kam es mir jedenfalls vor – den abschätzigen Blicken der übrigen Badegäste wieder die Leiter hinabgestiegen.

Bis ich irgendwann darauf gekommen bin, dass es die anderen Badegäste vermutlich nicht im Geringsten interessiert, ob ich von da oben runterspringe oder nicht. Und dass es auch wirklich egal ist. Könnte ich mich dazu zwingen? Vielleicht. Will ich mich dazu zwingen? Nicht mehr. Jetzt gehe ich mit mehr Freude und Gelassenheit ins Schwimmbad. Und kann meine Energie anderswo nutzen.

Und immer wieder: die Zeit

Einerseits weiß man mittlerweile, dass ein übergroßer Kontrollwunsch, die sogenannte »Allmachtsfantasie«, ein direkter Weg in Depression oder Burn-out ist. Denn wer alles kontrollieren will, wird ständig scheitern. Dann tun die meisten Menschen, was der US-Psychologe Paul Watzlawick so schön als »mehr desselben« bezeichnete: Wir drehen richtig auf, wollen *noch mehr* kontrollieren, denn ganz offensichtlich ist nur deswegen nicht herausgekommen, was wir wollen, weil wir uns nicht genug Mühe gegeben haben! So treten wir im Leerlauf das Gaspedal voll durch, kommen aber nicht weiter. Das ist ebenso anstrengend wie frustrierend und schlägt irgendwann um in abgrundtiefe Erschöpfung und gefühlte allumfassende Machtlosigkeit.

Trotzdem gehen wir alle doch davon aus, dass unsere Handlungen *irgendeine* Auswirkung auf die Zukunft haben. Das klingt erst mal banal, ist es aber gar nicht. Wie zum Beispiel die Filme des Regisseurs Christopher Nolan es immer wieder thematisieren. 2020 zeigte Nolan in »Tenet« eine Welt, in der die Zeit vorwärts wie rückwärts ablaufen kann. Das Problem dabei: Wäre das möglich, dann wäre nicht nur etwas die Ursache einer Wirkung, sondern die Wirkung wäre gleichzeitig die Ursache der Ursache. Klingt konfus, ist aber ganz einfach.

Ließe ein Geschehen zwingend eine – und nur eine – Folge zu, dann könnte man aus der Folge auch schließen, was zuvor geschehen ist. Das geht manchmal, aber nicht immer. Ein beliebtes Beispiel in Logik-Büchern: Wenn es regnet, wird die Straße nass. Aber wenn die Straße nass ist, muss es nicht geregnet haben (sondern es könnte zum Beispiel einen Rohrbruch gegeben haben).

Physiker diskutieren ernsthaft, ob es so etwas wie Zeit überhaupt gibt, und wenn ja, ob sie linear verläuft. Immerhin gibt es ja auch viele Kreisläufe im Leben: Tiere fressen Pflanzen, sterben und werden wieder zu Pflanzennahrung; Pflanzen entziehen der Luft Kohlendioxid und produzieren Sauerstoff, Menschen atmen Sauerstoff ein und Kohlendioxid aus … Im Alltag aber fahren wir Menschen seit Langem gut damit, Zeit als unumkehrbar zu betrachten. Das heißt, eine Ursache liegt zeitlich immer vor der Wirkung (es muss erst regnen, dann wird die Straße nass). Mit dieser Weltsicht kaufen wir zugleich ein, dass es irgendeine Art von Beeinflussung der Zukunft gibt. Denn sonst wäre das Konzept von Ursache und Wirkung sinnlos. Würde Regen die Straße manchmal nass werden lassen und manchmal nicht, wäre er keine (zwingende) Ursache der Nässe.

Das heißt: Im Alltag arbeiten wir mit der Annahme, dass unser Handeln die Zukunft beeinflusst. Je kleiner dieser Einfluss, desto unangenehmer für uns.

Doch diesem Gefühl lässt sich etwas entgegensetzen. Gerade in schwierigen Situationen können wir mit einfachen Handlungen wieder mehr Selbstwirksamkeit erfahren. Wir können ein Instrument lernen, einen Kuchen backen, die

Laufschuhe hinter dem Schrank hervorholen. Etwas ganz Konkretes tun, was nicht nur ablenkt, sondern tatsächlich beruhigt und stärkt. Auf dieselbe Weise können wir lernen, mit Unsicherheit oder Unzufriedenheit besser umzugehen. Erst mal einen kurzen Moment lang. Dann einen etwas längeren. Und immer so weiter. Einen Berg besteigen wir ja auch nicht in einem riesigen Schritt, sondern wir trainieren vielleicht erst ein wenig, wenn es ein anspruchsvoller Berg ist. Und dann machen wir uns auf den Weg, Stunde um Stunde. Denken wir am Berg hingegen die ganze Zeit an den kompletten Aufstieg, sind wir abgelenkt von der Größe unseres Vorhabens. Besser kommen wir voran, wenn wir uns nur auf die nächsten Schritte konzentrieren.

Die Analogie lässt sich noch weiterführen: Wer unzufrieden mit dem Hausberg ist, weil der nicht den Erwartungen entspricht, kann ein paar Urlaubstage opfern und eine lange Anfahrt zu einem besseren Berg in Kauf nehmen. Oder umziehen. Oder eine interessantere Route am Hausberg suchen. Was den Hausberg aber auf alle Fälle gar nicht juckt, ist, wenn wir verärgert zu Hause bleiben und ihn blöd finden.

Die falschen Vorwürfe

Wir erleben, dass die Welt um uns herum scheinbar immer öfter macht, was sie will. Das stresst. Also wenden wir uns ab und beschäftigen uns lieber mit etwas anderem. Zugleich werden wir von den Medien wie sozialen Netzwerken zur Selbstoptimierung aufgefordert, und dazu, jemand Besonderes zu sein. Unsere ganz persönliche Berufung zu finden und zu erfüllen.

Nun fühlt es sich vielleicht toll an, jemand Besonderes zu sein. Aber ursprünglich gemeint war hier doch wohl der Begriff der Individualität. Jede*r ist einzigartig, keine Frage. Aber kann man daraus schließen, dass jede*r etwas Besonderes ist? Zumal das Besondere einer Lebensleistung oft ja erst im Nachhinein anerkannt wird. Weder van Gogh noch Galileo hatten zu Lebzeiten viel Freude an ihrem Ausnahmenaturell.

Innerhalb eines Jahrhunderts haben wir gesamtgesellschaftlich den Halt der Religion verloren. Und mussten zugleich erfahren, dass die Politik keinen hinreichenden Ersatz bieten kann. Daher befinden wir uns nun im Zeitalter des Individualismus: Jede*r ist für sich allein verantwortlich.

Das ist eine verdammt große Last. Denn wenn etwas nicht so läuft, wie wir es gerne hätten, müssen wir entweder selbst die Verantwortung dafür schultern oder uns mit dem Schicksal arrangieren. Beides ist nicht einfach, und oft tendieren wir genau in die falsche Richtung. Suchen die Schuld für Dinge, die wir nicht beeinflussen können, bei uns und möchten uns gegen alles versichern, was im unwahrscheinlichsten Fall passieren könnte. Aber wir erkennen nicht, wo wir mal wirklich etwas ausrichten könnten.

Wenn es in der Beziehung nicht läuft, liegt das in unseren Augen (vor allem) am anderen. Wenn die Partnersuche nicht klappt, sind die dort draußen alle bindungsunfähig. Aber wenn wir den Job verlieren oder Krebs bekommen, dann machen wir uns selbst den Vorwurf, wir hätten nicht genug Fortbildungen absolviert oder nicht gesund genug gelebt.

Verkehrte Welt.

Was in diesen Situationen fehlt, ist Vertrauen. Dabei ist es unserer Psyche erst mal egal, woher das Vertrauen kommt. Gott, das Universum, Verschwörungstheorien, wir selbst – solange wir der Ansicht sein können, »irgendwie wird das schon«, geht es uns besser. Vertrauen stabilisiert. Woher aber Vertrauen nehmen in einer säkularisierten Welt? Vielleicht erklärt nichts so sehr den ständig zunehmenden Drang zur Kontrolle – und sein zwangsläufiges Scheitern – wie der verdrängte und daher unbemerkte Mangel an Vertrauen.

Es ist wie Eis essen gegen Liebeskummer. Oder Schreibtisch aufräumen gegen Terminstress. Ein Autokorso gegen den Klimawandel. Fühlt sich unmittelbar gut an, hilft aber nicht.

Die Kunst ist also, kurz innezuhalten und etwas Abstand zu gewinnen. Und aus diesem Abstand heraus besser beurteilen zu können, wie wichtig das Problem wirklich ist. Ob es nur nervt, man aber gut damit leben kann. Oder ob es unbedingt gelöst werden muss. Und wie das vielleicht gehen könnte. Entscheidend ist, sich davon zu verabschieden, alles hinkriegen zu wollen. Darauf hofft man vielleicht mit 20, aber selbst in dem Alter ist es leider unrealistisch. Zum Erwachsenwerden gehört auch die Einsicht, dass nicht alles möglich ist. Wir aber sehr wohl die Wahl haben, worauf wir unsere Energie verwenden.

Und es lohnt sich, dabei auch mal die »höheren Werte« in den Blick zu nehmen. Warum nervt uns, was uns nervt? Wogegen wehren wir uns dabei? Warum tun wir, was wir tun? Was sagt das über uns? Und geht das vielleicht besser, einfacher, beides? Oft fallen uns negative Momente auf, positive aber nicht (denn da ist ja alles in Ordnung). Doch wenn wir unseren Blick mal auf sie lenken, statt immer nur auf das, was nicht läuft, lernen wir mit der Zeit, wann es uns gut geht.

Was zu tun ist und warum

Woher kommt Vertrauen? Lässt das Gefühl sich erzeugen? Und wie hängt diese Frage mit den Dingen zusammen, die wir kontrollieren können – oder eben nicht?

In diesem Buch werde ich versuchen, abzugrenzen, worauf wir (viel) Einfluss haben und worauf nicht (oder nur in geringem Maße). Ich möchte zeigen, wie man im Alltag diesen Unterschied erkennen kann. Und wie wir in dieser neuen Zeit mit einem solchen Vorgehen besser klarkommen. Immer wieder neu zwischen Schicksal und Verantwortung unterscheidend. Denn, und das wissen nicht nur die Psychologen, sondern wir nehmen es auch deutlich wahr: Je mehr Kontrolle wir erleben, desto sicherer fühlen wir uns. Kontrolle ist der erfolgreiche Versuch, in der Gegenwart aktiv zu werden und Einfluss auf die Zukunft auszuüben. Deshalb ist es hilfreich, herauszufinden, wofür oder wogegen Sie sich engagieren wollen. Und womit Sie notfalls auch leben können. Denn erst wenn wir wissen, was (außer) Kontrolle ist, wird es möglich, die eigene Kraft konzentriert und nutzbringend einzusetzen.

Außerdem möchte ich zeigen, dass es unterschiedliche Ebenen und Möglichkeiten der Wirksamkeit gibt. Es gibt Themen, bei denen es gar nicht darum geht, gleich die ganze Welt zu verändern. Wir sollten nur einen kleinen Beitrag leisten. Dann ist zu überlegen, welcher Beitrag der sinnvollste ist.

Alle sogenannten »systemischen« Fragen – bei denen größere Systeme ins Spiel kommen – gehören in diese Kategorie. Also auf alle Fälle politische oder gesellschaftliche Fragen.

Beispielsweise können wir nicht im Alleingang den Klimawandel verhindern, Armut und Hunger beenden, die Bildungspolitik revolutionieren. Andererseits ist es auch nicht so, dass diese Themen unserem Einfluss komplett entzogen wären. Wir können spenden, wählen, Gutes tun. Je präziser wir die Situation und ihre unterschiedlichen Aspekte analysieren, desto gezielter können wir unseren Einsatz leisten.

Ich werde in diesem Buch daher fragen,

- woher der gesellschaftsdurchdringende Allmachtsanspruch kommt,
- warum es sich beruhigend anfühlt, alles unter Kontrolle haben zu wollen,
- weshalb wir damit scheitern müssen,
- warum sich dieses Scheitern so schlimm anfühlt,
- woran wir erkennen können, was sich ändern lässt und was nicht,
- wie wir besser mit den Dingen klarkommen, die sich nicht ändern lassen,
- auf welche Weise wir möglichst erfolgreich beeinflussen, was in unserer Macht steht,
- warum Resilienz gesünder ist als Perfektion (und wie man sie erlernen kann),

- wie wir uns sogar mit dem Scheitern anfreunden können, und
- worum es wirklich geht im Leben.

Viel Freude beim Lesen!

Ulrich Hoffmann

1

ALLESKÖNNER

Woher der gesellschaftsdurchdringende Allmachtsanspruch kommt

Globalisierung, Dezentralisierung, Industrialisierung, Digitalisierung – je mehr Arbeitsteilung, desto weniger »Geschafft!«-Gefühl. Diesem gesamtgesellschaftlichen Problem versuchen wir auf individueller Ebene etwas entgegenzusetzen. Adorno und Horkheimer sahen die Unterhaltung als »Opium fürs Volk«. Die Entertainmentindustrie wurde zwar nicht staatlich gesteuert, diente aber dem Erhalt der Machtverhältnisse. Noch umfassender verlagern heute die (sozialen) Medien den Frustabbau ins Private. Wird Erfolg als Ergebnis individueller Leistung angesehen, dann ist Misserfolg folglich ebenfalls der Einzelperson zuzuschreiben.

Sogar für viele Dinge, die lange als »gegeben« angesehen wurden, wird uns heutzutage die Verantwortung angelastet: Gesundheit, sozialer Status, unsere Umwelt, Leben und Tod. Und wir machen mit, denn in guten Zeiten fühlt sich eine derartige Machtzuschreibung stark an.

Schutz vor der Verworrenheit der Welt

Zumindest beruflich wird die möglichst umfassende Kontrolle aller Umstände häufig mit Erfolg gleichgesetzt. Klischees sind nicht umsonst welche, und wenn Sie im Film einen erfolgreichen Geschäftsmann sehen, ist er garantiert ein Kontrollfreak. Bestes Beispiel für diese – wortwörtliche – Fetischisierung unseres Kontrollwahns ist Milliardär Christian Grey in »Fifty Shades of Grey«. Beruflich hat ihn die Kontrolle extrem weit gebracht, sein privates Bedürfnis nach Dominanz wird durch traumatisierende Kindheitserlebnisse erklärt. Die Kontrolle über die Frauen vermittelt ihm die Sicherheit, ungehemmt (sexuelle) Bedürfnisse ausleben zu können.

Genau deshalb planen wir Reisen, Mahlzeiten, das ganze Leben. In der Annahme, je stabiler der Rahmen, desto intensiver die Glückserfahrung. Über den Künstler Jürgen Krause, der seit 22 Jahren jeden Tag freihändig ein kariertes Blatt Papier zeichnet, schrieb der Kurator Volker Adolphs: »Das gleichmäßige Tun sichert vor der Verworrenheit der Welt.« Mir scheint, dass wir uns genau davor immer dringender schützen wollen: vor der Verworrenheit der Welt.

Aus der Psychologie ist bekannt, dass die Partnerschaften mit Suchtkranken für manche Menschen eine über lange Zeit stabile Möglichkeit darstellen, mit der eigenen Angst vor Nähe umzugehen. Eine glückliche gemeinsame Zukunft ist im Regelfall unmöglich oder zumindest unwahrscheinlich. Die Partner*innen der Süchtigen denken sich: Halte ich das aus, bin ich doch wohl eindeutig zur Liebe fähig! An mir, so der Fehlschluss, liegt es jedenfalls nicht, dass wir beide derart leiden.

Meine These ist, dass viele von uns sich analog dazu in die Hoffnung verliebt haben, dass die Kontrolle, das Erzwingen, irgendwann doch zum Glück führen müsse. Zugleich hält dieses Bemühen die Angst vor dem Glück, vor dem ungezügelten Lebensgenuss, in Schach.

Im Lauf der Industrialisierung haben wir eine immer größere Kontrolle über die Natur erlangt. Krankheiten können geheilt und Flüsse eingedämmt werden. Die persönliche Sicherheit hat sich vergrößert, unsere Lebenszeit sich verlängert. Globalisierung, Digitalisierung und Kommerzialisierung versprachen eine noch größere Kontrolle: Wir können im Grunde jederzeit überall sein, und alles steht immer zur Verfügung. Ein Wisch, und die Pizza oder ein möglicher Liebespartner kommen ins Haus. Ein Klick, und auf der anderen Seite der Welt fällt ein für uns personalisiertes Produkt vom Band. In riesigen SUVs thronen wir hoch über dem Verkehr mit viel Sicherheitsabstand zu den übrigen Verkehrsteilnehmer*innen.

Doch unser Bedürfnis nach Angstfreiheit hat dadurch nicht abgenommen. Im Gegenteil: Wir haben Blut geleckt und wollen noch mehr Sicherheit! Zugleich ist unsere Furcht vor allem, was sich jenseits der elektrifizierten, domestizierten Welt befinden könnte, gewachsen: Keime, Wälder, Unordnung – sie wirken bedrohlicher, weil wir verwöhnter sind. Je mehr kontrollierbar wurde, desto schwieriger ist es für uns heute, das Unkontrollierbare auszuhalten.

Deshalb versuchen wir, die widerspenstigen Bereiche entweder auch zu disziplinieren – oder auszublenden. Die Disziplinierung jedoch misslingt, die Verdrängung rächt sich zeitverzögert.

Alles sollen wir kontrollieren. Unser Gewicht, unsere Laune, unsere Außenwirkung (mittels Selbstdarstellung wie in den sozialen Medien), unseren ökologischen Fußabdruck. Und natürlich soll das Ergebnis immer nur ein positives sein. Es gilt als Lob, wenn wir über jemanden sagen, dass sie oder er uns nicht mit Emotionen »belästigt«.

Was Konfuzius nie sagte

Die Königsdisziplin der Kontrolle ist der Sinn. Beziehungen und Hobbys sollen nicht mehr bloß Spaß machen oder guttun. Sie sollen uns herausfordern und beim inneren Wachstum unterstützen, bei der Entfaltung unserer Persönlichkeit. Und Jobs sind nicht mehr nur zum Geldverdienen da. Nein, wir wollen etwas »Sinnstiftendes«, und unsere Arbeit soll die Welt besser machen.

Konfuzius hat nie gesagt: »Wähle einen Beruf, den du liebst, und du brauchst keinen Tag im Leben mehr zu arbeiten.«

Das Wort »Beruf« kommt zwar von »Berufung«, das stimmt – aber im Sinne einer Berufung zum Beispiel durch Gott oder einen Herrscher: Jemand hat mich zu dieser Tätigkeit »berufen«. Er hat sie mir also zugewiesen. Das ist das Gegenteil dessen, was wir heute meinen, wenn wir davon sprechen, den Beruf zur Berufung zu machen, oder besser noch, die Berufung (oder das Hobby) zum Beruf.

Natürlich ist es traurig, lästig, ärgerlich und anstrengend, wenn der Beruf nervt. Selbstverständlich gibt es Menschen, die in bester Absicht einen Beruf gewählt haben, der ihnen später nicht gefällt oder für den sie vielleicht nicht geeignet sind. Ich plädiere hier keinesfalls für ein Durchhalten um jeden Preis.

Aber mir scheint die Forderung übergroß. Autoren und Geisteswissenschaftler, die ihr Tätigkeitsfeld weitgehend selbst wählen und ihren Arbeitsalltag meist selbst bestimmen können, haben es leicht mit solchen Ansprüchen. Bei ihnen fallen das, was sie interessiert, und das, womit sie Geld verdienen, tatsächlich oft zusammen. Und das empfinden sie als angenehm.

Doch für die meisten Menschen ist Arbeit etwas, was sie nicht täten, wenn sie nicht dafür bezahlt werden würden. Zu Recht werden sowohl die Arbeitsbedingungen als auch die Inhalte und die Bezahlung in unterschiedlichsten Bereichen kritisch diskutiert. Dennoch kann es im Kern nur darum gehen, eine gute Lösung für die Notwendigkeit des Geldverdienens zu finden – und nicht gleich mit überzogenen Ansprüchen die Welt aus den Angeln heben zu wollen. Das löst am Ende nur Frust bei den Betroffenen aus.

Auf sich allein gestellt würde wohl niemand mehr arbeiten als notwendig. Aber wer heutzutage früher geht oder freiwillig die Wochenarbeitszeit reduziert, gilt als schwächlich oder faul. Wer hingegen diszipliniert rackert und ordentlich erschöpft ist, am besten immer ganz kurz vor dem Burn-out, hat sein Leben offenbar im Griff und ist irgendwie wichtig. Dieses Image reicht weit zurück. Lange galt Berufsarbeit gar als von Gott aufgetragene Pflicht. Hatte man Erfolg, war das ein Zeichen der Gnade, also für die Zufriedenheit des Herrn. Auch in der Frühindustrialisierung war Erwerbsarbeit in Deutschland überdurchschnittlich hoch angesehen.

Der häufigste Einwand gegen ein bedingungsloses Grundeinkommen besteht in der Befürchtung, die Menschen würden dann nicht mehr arbeiten gehen. Entlarvend, dass die Angst vor der Faulheit – die durch nichts begründet ist – die größte Sorge der zivilisierten Gesellschaft ist . Arbeit und Beruf sind immer noch die wichtigsten sinngebenden Elemente im Leben vieler Menschen.

Der Druck nimmt zu

An dieser Stelle treffen jedoch einige Faktoren aufeinander. Erstens: Viele Jobs werden von den Berufstätigen als wenig sinnstiftend empfunden. Zweitens: Wichtige, sogenannte »systemrelevante« Jobs werden häufig schlecht bezahlt (Pflegeberufe, Bildung und Erziehung, Einzelhandel, Reinigung und Instandhaltung des öffentlichen Raums). Drittens: Durch Effizienzsteigerungen entsteht keine Entlastung für die Arbeitnehmer, sondern noch höherer Druck. Wenn aufgrund technischer Verbesserungen in vier Tagen geschafft werden kann, was vorher fünf Tage brauchte, dann gibt es nicht einen Tag frei, sondern es soll in fünf Tagen mehr erledigt werden als zuvor.

Wir scheinen einer gnadenlos durchstrukturierten Arbeitswelt ausgeliefert zu sein, nach dem Motto »friss oder stirb«. Der Wunsch nach einer Berufung, nach »etwas mit mehr Sinn« ist deshalb oft nur die Ausweichformulierung für: Ich kann und will so nicht mehr weitermachen. Wir versuchen im Privaten Lösungen zu finden für ein Systemversagen.

Das kann klappen, muss aber nicht.

Der Anspruch, dass der Job Freude machen und einen mit Energie aufladen sollte, ist schwer zu rechtfertigen. Der Anspruch, dass man angemessen bezahlt wird für die Arbeit, die man abliefert, und dass man dabei anständig behandelt wird, ist jedoch völlig gerechtfertigt. Wer sich über diesen Unterschied klar wird, versucht nicht mehr nach den Sternen zu greifen und landet dann aller Wahrscheinlichkeit nach doch wieder nur in einem ganz normalen Arbeitsverhältnis. Sondern man kann dann handfeste Kriterien für einen Jobwechsel entwickeln, der wirklich zufriedener macht.

Wir überschätzen unser zukünftiges Ich

Im Grunde ist unser Scheitern darin, möglichst viel zu kontrollieren, überraschend. Schließlich gab es noch nie so viele Tools, Apps und Hilfsmittel, um Dinge geregelt und erledigt zu bekommen. Hunderte(!) Erinnerungsdienste, Listenmanager und To-do-Hilfen konkurrieren in den App-Stores. Sachen zu machen ist ein Big Business. Nur leider kein sonderlich lukratives.

Anderen Arbeiten ist mit der richtigen Software leichter beizukommen. Ein Dokument erstellen: Word, Docs oder Pages haben vergleichbare Funktionsumfänge. Auch Tabellenkalkulationen oder Präsentationsprogramme ähneln einander extrem.

Doch wenn es darum geht, Aufgaben im Blick zu behalten, Projekte zu organisieren oder Fortschritte zu überprüfen, herrscht … Chaos. Ausgerechnet dort, wo Ordnung so dringend gewünscht wird, lässt sie sich offenbar nicht herstellen. Warum?

Möglich, dass unsere Überforderung erst durch die stetig verfeinerte Unterstützung verursacht wird. Angeblich können Menschen sich nur sieben Sachen merken. Die genaue Zahl ist dabei nicht so wichtig, lass es acht oder zehn sein. Aber, diese Erfahrung hat jede*r von uns schon gemacht, unser Arbeitsspeicher ist begrenzt.

Halten wir Aufgaben schriftlich fest, entlastet das daher unmittelbar. Es fühlt sich gut an. Und führt dazu, dass im Kopf sozusagen »ein Platz frei« wird. Und zack, kommt uns die nächste Idee. Das Problem: Je mehr wir aufschreiben, desto mehr Sachen fallen uns ein, die getan werden müssten, und desto länger wird die Liste. Je besser wir unsere Vorhaben verwalten, desto schneller wachsen sie. Wer je eine überlange To-do-Liste gelöscht oder weggeworfen hat, um ganz neu anzufangen, kennt das Phänomen.

Hinzu kommt, dass wir die Zukunft überschätzen. Können Sie heute noch drei Projekte anschieben, den Wocheneinkauf erledigen, das Auto in die Werkstatt fahren und sich am Abend mit Freund*innen treffen? Wahrscheinlich nicht. Fordert man Menschen jedoch auf, eine derartig übergroße Anzahl an Aufgaben für nächste Woche in ihren Kalender einzutragen, tun sie das widerspruchslos. Offenbar trauen wir unserem zukünftigen Ich viel mehr zu als dem gegenwärtigen und glauben einfach: Wird schon klappen.

Erliegen Sie nicht länger diesem Trugschluss, und planen Sie nur so viel für die nächsten Tage und Wochen ein, wie Sie auch wirklich schaffen können. Bleiben Sie realistisch. Und denken

Sie daran, dass grundsätzlich immer irgendwas dazwischenkommt. Auch dafür sollten Sie Zeit einkalkulieren. Sonst ist der nächste Stress schon vorprogrammiert, und der Druck steigt immer weiter.

Der Tod lässt sich nicht ausbremsen

Das Bemühen, viel zu viele Dinge zu kontrollieren, könnte auch als Abwehr der Angst vor dem Tod gedeutet werden: Solange ich noch Pläne habe, definiere *ich* meine Zukunft. Und je wichtiger ich bin, je notwendiger meine Aufsicht, desto sicherer mein Weiterleben. Das Unterbewusstsein hat manchmal echt keine Ahnung.

Zudem ist es auf die Dauer verdammt anstrengend, niemand Geringeren als Gevatter Tod auf Abstand zu halten. Und es kann in Wahrheit ja auch gar nicht gelingen. Denn wir können den eigenen Tod höchstens herbeiführen, aber nicht verhindern.

Der Wunsch, möglichst viel zu kontrollieren, entspringt jedenfalls der Sorge: Wenn *ich* mich nicht drum kümmere, geht es schief. Anders gesagt: Alles Deppen außer Mutti. Nun befürchten wir aber viel mehr, als dann wirklich schiefgeht. Nimmt diese Befürchtung überhand, kommt es sogar zu körperlichen Symptomen wie Zittern, Schwitzen, Schlaflosigkeit, Konzentrationsstörungen, Gedächtnislücken, Lernschwierigkeiten. Und – ironischerweise – Entscheidungsschwäche.

Per se schlecht sind Sorgen trotzdem nicht. Sie signalisieren: Das ist wichtig, hier musst du hinschauen. Und wer versucht, sie mithilfe der sogenannten »Positiven Psychologie« zu vertreiben, kommt vom Regen in die Traufe. Denn dauernd so zu tun, als wäre man glücklich, froh und sorglos, ist eine große Anstrengung. Experten sprechen mittlerweile schon von »toxischer Positivität«, also einer Art selbst gemachtem Gift.

Ob Sie sich zu viele Sorgen machen, können Sie an zwei Faktoren erkennen: Ihre Gedankenreihen enden regelmäßig in (möglichen, aber unwahrscheinlichen) Katastrophenszenarien. Nur Ihre Sorgfalt hindert also die Welt daran unterzugehen. Zugleich führen Sie kaum einen Gedanken wirklich zu Ende, sondern in Ihrem Kopf stolpern Ihre Gedanken hektisch übereinander.

Ganz im Sinne der Positiven Psychologie – *fake it till you make it* – könnte man nun denken, es wäre hilfreich, die Sorgen einfach zu ignorieren. Doch das Gegenteil ist der Fall.

Wir können das Sorgenkarussell dadurch bremsen oder anhalten, dass wir uns die eigenen Ängste bewusst machen. Zum Beispiel, indem wir sie aufschreiben. Forscher baten Probanden, jeden Tag ihre negativen Erwartungen zu protokollieren. Und dann festzuhalten, ob sie tatsächlich eingetreten sind. Das war in über 90 Prozent der Fälle nicht so. Bei rund einem Viertel der Teilnehmer*innen bewahrheitete sich sogar keine einzige ihrer Befürchtungen.

Ergebnis: Wir können durch das Niederschreiben unserer Sorgen und der Wahrscheinlichkeit, dass sie wirklich eintreten, mehr inneren Abstand zu ihnen entwickeln. Wir müssen deren Aufforderungscharakter nicht automatisch nachgehen, sondern erlangen Schritt für Schritt die Möglichkeit, uns frei(er) zu entscheiden, ob wir uns weiter sorgen wollen oder nicht.

Rückwirkende Rechtfertigung

Religion verspricht: Wenn du dich an diese und jene Regel hältst, bist du ein guter Mensch. Das ist leicht überschaubar. Deshalb hätten wir in einer Welt, in der Religion immer weniger Bedeutung hat, gern neue Regeln, die uns Halt und Sicherheit vermitteln. Weil die aber niemand vorgibt, stellen wir sie eben notfalls selbst auf in unserem Versuch, das Leben in den Griff zu kriegen.

Damit das funktioniert, dürfen diese Regeln jedoch keinesfalls willkürlich sein, dann wären sie ja wortwörtlich sinn-los. Darum beharren wir, auch uns selbst gegenüber, oft darauf, die Weisheit mit Löffeln gefressen zu haben. Verdreht daran ist die Reihenfolge: In der Religion führt das Befolgen angeblich göttlicher Regeln zum Ziel. Beim Allmachtsanspruch soll das Erreichen des Ziels die Richtigkeit der postulierten Regeln beweisen: Wenn ich Erfolg habe, dann doch wohl deshalb, weil ich von Anfang an Recht hatte mit meinen Grundsätzen.

Es lassen sich also viele unterschiedliche Gründe für die weitverbreitete Kontrollitis ausmachen. Daher fühlt sich das Bemühen auch erst einmal zielführend und beruhigend an. Im nächsten Kapitel beschäftigen wir uns genauer damit, warum das so ist.

2

KONTROLLWUNSCH

Warum es sich beruhigend anfühlt, alles unter Kontrolle haben zu wollen

Vielen Zweifeln lässt sich keine Gewissheit entgegensetzen. Ich kann niemandem »beweisen«, dass ich meine Frau liebe oder wie viel Mühe ich mir mit einem Geschenk für einen Freund gegeben habe. Ob meine Frau sich geliebt fühlt oder ob mein Freund ein Geschenk als angemessen persönlich ansieht, hat nicht unbedingt sonderlich viel damit zu tun, wie es in mir aussieht (das kann der Fall sein, muss aber nicht).

Hart gesagt: Dass morgen früh die Sonne wieder aufgeht, ist auch nur eine (wohlbegründete) Annahme. Wirklich *wissen* werden wir es erst morgen früh.

Je bewusster uns dieser Nachhall der Aufklärung wird, desto größer wird unser Bedürfnis nach dem, was nun fehlt: Gewissheit, Sicherheit, Zuverlässigkeit. Wenn wir wirklich alles unter Kontrolle hätten, bestünde nie Gefahr. Kein Säbelzahntiger könnte hinter einem Busch lauern. Und wenn doch, wären wir fit genug, ihm davonzulaufen. Oder stark genug, ihn niederzuringen. Wir wären jedem unerwarteten Ereignis gewachsen, und diese würden sowieso nie eintreten. Wie beruhigend.

Hinzu kommt: Ja, wir leben in einem der kuscheligsten Sozialstaaten der Welt. Und zu gleichen Teilen *trotzdem* und *deswegen* wird uns immer deutlicher, wie schnell es vorbei sein kann mit dem Alltag, den wir haben. Gesundheit, Job, Beziehung, Sozialleben – auf nichts ist Verlass! Corona, Weltwirtschaftskrise, Klimawandel: Jederzeit kann irgendetwas passieren, mit dem wir nicht – jedenfalls nicht so und nicht jetzt – gerechnet haben.

Der Versuch, Kontrolle auszuüben, hilft vordergründig dabei, diese Angst in Schach zu halten. Das scheint leichter, als aus dem Nichts heraus Vertrauen in die unsichere Welt aufzubringen. Der französische Philosoph Jean-Paul Sartre bezeichnet das als die »Angst vor der Freiheit«.

Denn obwohl wir viele Dinge nicht tun, hätten wir doch die *Möglichkeit*, sie zu tun. Wir könnten heiraten, ein Haus kaufen und Kinder kriegen. Wir könnten uns trennen, das Haus verkaufen und die Kinder nie wiedersehen. Wir könnten Gurkensalat zum Abendbrot essen – oder Currywurst. Wir könnten die Wand rot streichen oder es lassen. Wir könnten uns ein Motorrad kaufen und um die Welt fahren. Wir könnten genug Vorräte für den Weltuntergang anlegen und nie mehr das Haus verlassen.

Wir haben die Freiheit, alles zu tun, was getan werden kann. (Im Gegensatz zur Unfreiheit, nicht tun zu können, was nicht getan werden kann. Wir können uns zum Beispiel nicht in ein Einhorn verwandeln. Und derzeit jedenfalls können wir auch nicht rückwärts durch die Zeit reisen und als unser jüngeres Ich gesünder leben und mutigere Entscheidungen treffen.)

Das klingt erst einmal banal: Wir könnten alles tun, was möglich ist. Und nur das, was unmöglich ist, können wir auch nicht tun.

Der Gedanke hat aber auch heute, fast siebzig Jahre nach dem Erscheinen von Sartres Hauptwerk »Das Sein und das Nichts«, noch einen revolutionären Kern. Denn es nervt natürlich, sich dauernd entscheiden zu müssen und damit dann auch für alles verantwortlich zu sein.

Heute so, morgen so

Daher die »Angst vor der Freiheit«, der bedrohlichen Dimension aller Entscheidungen. Der gedankliche Kniff daran: Ums Entscheiden kommen wir nicht herum. Denn es kann uns zwar niemand zwingen, uns für irgendetwas zu entscheiden – doch dann entscheiden wir uns eben, uns nicht zu entscheiden.

Unsere Freiheit der Entscheidungen ist unendlich. Wir können heute so und morgen so entscheiden. Das, so Sartre, macht uns Angst. Weil wir auf diese Weise kein festes, unveränderliches Bild von uns selbst entwickeln. Etwas sperrig gesagt: Wir müssen stets fürchten, das bekannte Selbst bei der nächsten Begegnung mit uns selbst nicht mehr anzutreffen. Und wir können uns natürlich auch nicht darauf verlassen, dass andere so bleiben, wie sie mal waren. Ebenso wenig können diese davon ausgehen, dass wir uns nicht immer wieder anders entscheiden und damit Schritt für Schritt neu erfinden.

Der von Sartre mitbegründete »Existenzialismus« wurde so benannt, weil die Existenz der »Essenz« (der Persönlichkeit) vorausgeht. Wir müssen erst mal auf der Welt sein, dann erzeugen wir durch konkretes Handeln unser Sein.

Im Alltag nutzen wir oft die umgekehrte Sichtweise. Jemand ist so und so, hat diese oder jene Angewohnheit, einen bestimmten Charakter. Uns selbst eingeschlossen. Und *deshalb* handelt sie oder er so.

Doch was spricht dafür, dass es so ist? Wo sollen denn diese Eigenschaften herkommen? Und warum sollten sie unveränderlich sein?

Angst vor der Freiheit und Angst um die Freiheit

Viel plausibler ist es, dass wir ständig die Anstrengung aufbringen müssen, uns entweder zu verändern oder nicht. Dabei können wir uns durchaus an anderen orientieren, und wir können auch über die möglichen Konsequenzen spekulieren. Nur die Verantwortung für unsere Entscheidungen loszuwerden, genau das ist nicht möglich.

Gleichzeitig, so betont Sartre, hätten wir Angst *um* die eigene Freiheit. Denn die nimmt im Laufe des Lebens immer weiter ab. Erstens, weil wir unweigerlich dem Tod immer näher kommen und die Zahl der bevorstehenden Entscheidungen also immer weiter abnimmt. Und zweitens, weil unsere bereits getroffenen Entscheidungen Konsequenzen haben. Wer sich als junger Mensch gegen ein Jurastudium entscheidet, ist mit

40 kein Jurist. Wer sich den eigenen Namen in Fraktur auf den Bauch tätowieren lässt, muss damit leben – oder die Untat weglasern lassen. Hatte man den ersten Kuss mit Julia aus der Parallelklasse, kann es keinen zweiten »ersten Kuss« mit Lilly aus der eigenen Klasse geben.

Die meisten Entscheidungsfolgen sind unproblematisch und/oder korrigierbar. Aber sie existieren.

So bangen wir einerseits um unsere Freiheit und fürchten uns andererseits vor ihr. Eine unpraktische Zwickmühle, die wir im Alltag selten so deutlich bemerken. Die aber ihren Beitrag zu dem großen Kontrollbedürfnis leistet, das wir oft verspüren. Denn müsste man nur einmal die richtigen Entscheidungen treffen, und dann wäre alles geritzt, wäre das doch viel entspannter.

Aber genau betrachtet ist das eine unmögliche Fantasie. Es gibt eben keine ein für alle Mal richtigen Entscheidungen. Wir vergleichen hier also nicht Äpfeln mit Birnen, sondern Äpfel mit Einhörnern. Das bringt wenig, höchstens Frust.

Man kann sich das Problem anhand unterschiedlicher Zahlenmengen veranschaulichen. Es gibt unendlich viele positive ganze Zahlen (1, 2, 3, 4, 5 usw.). Und es gibt auch unendlich viele positive und negative ganze Zahlen (... -5, -4, -3, -2, -1, 0, 1, 2, 3, 4, 5 ...). Und doch erscheint uns das zweite Unendlich intuitiv irgendwie »größer«, weil die negativen Zahlen dazugekommen sind. Mathematisch sagt man: Die zweite Menge ist »mächtiger« als die erste.

In diesem Sinne ist die Zahl der noch zu treffenden Entscheidungen zwangsläufig geringer als die Gesamtzahl aller Entscheidungen unseres Lebens. Aber trotzdem können wir unsere Freiheit in der Zukunft auf jede mögliche Weise nutzen. So oft und kraftvoll wir wollen.

Gerade in der Tatsache, dass wir gar nicht anders können, als uns immer wieder frei zu entscheiden, liegt sogar eine Entlastung. Denn wir müssen uns an nichts orientieren außer an unserem eigenen Kompass. Das erfordert ein wenig Übung. Aber es ist lernbar. In genau dieser Selbstbestimmung erfahren wir unsere Lebendigkeit.

Diese Art von Freiheit bedeutet nicht zwangsläufig, sich Vorgaben zu verweigern. Wenn jemand die Berufswünsche der Eltern erfüllt, ist das völlig in Ordnung – aber eben eine freie Entscheidung. Und damit nichts, was man den Eltern vorwerfen könnte, sondern etwas, wofür man selbst die Verantwortung trägt. Auch ist der Existenzialismus kein Egoismus. Denn wir agieren immer auch anderen gegenüber und nehmen wahr, wie diese uns sehen. Auf diese Weise lernen wir, uns selbst zu beurteilen, und übernehmen Verantwortung anderen gegenüber. Nie jedoch nur gedanklich oder abstrakt, sondern immer in konkreten Situationen.

Welche Freiheiten haben wir?

Das klingt jetzt fast so, als könnte sich jede*r von uns von allen äußeren Einflüssen mehr oder weniger freimachen und vollkommen autonom handeln. In der Praxis fühlt es sich nicht so an. Daher kann man unsere Lebenslage auch genau andersherum betrachten: Jeder Mensch ist in zahlreiche Abhängigkeiten und Beziehungen eingebunden, und zwar schon vom Moment seiner Geburt an. Diese können wir beeinflussen, uns aus ihnen lösen oder neue eingehen. Das ist die Freiheit, um die es geht. Niemand schwebt jedoch ganz allein außerhalb aller sozialen Verbindungen. (Wer auf einer einsamen Insel strandet, versucht verzweifelt, von dort zu fliehen. Und wer bewusst auf eine einsame Insel flieht, nimmt durch dieses Ghosting eine neue Position in den vorhandenen Beziehungen ein.)

Wir sind zudem nicht nur in irgendeiner Form abhängig von den anderen, von deren Lob, Tadel, Sichtweise. Sondern auch von vielen anderen Elementen unserer Umwelt: Wir benötigen Wasser und Nahrung, Bewegung, wir verlangen nach Komfort, Information und Unterhaltung. Sich das bewusst zu machen ist unangenehm, weil es aufzeigt, wie begrenzt die Reichweite unserer Macht ist. Ja, wir können entscheiden, was wir trinken, und in gewissem Maße auch wann. Aber nicht, ob. Trinken wir zu lange nichts, nimmt der Durst (beim gesunden Menschen) überhand.

Das Thema dieses Buches soll die Untersuchung der Gegebenheiten und unserer trotzdem noch bestehenden Freiheiten sein. Also die Frage, was wir mit welchem Aufwand kontrollieren können, und was sich außerhalb unserer Reichweite befindet.

Der Sinn und das Nichts

Oft werden der »Existenzialismus« und der »Nihilismus« in einen Topf geworfen. Das mag daran liegen, dass die Vertreter*innen des Existenzialismus (darunter Jean-Paul Sartre, seine Lebenspartnerin Simone de Beauvoir und Albert Camus) die Annahme, das Leben sei aus sich heraus oder gar gottgegeben sinnvoll, ausdrücklich ablehnten. Sie vertraten die Auffassung, dass man den (individuellen) Lebenssinn nur selbst in Form des eigenen Tuns erzeugen könne. Nihilisten sind im Gegensatz dazu der Ansicht, das Leben habe tatsächlich keinen (lat. »nihil« = »nichts«) Sinn.

Den meisten Menschen ist der Gedanke unangenehm, dass unser Leben völlig sinnlos sein könnte. Denn das hieße dann ja, dass alles egal wäre. Wir wären egal für andere, andere wären uns egal, und es wäre auch egal, was wir tun. Nach dem Motto: Hat ja doch alles keinen Sinn.

Manche Nihilisten vertreten diese Position tatsächlich. Andere sehen hier kein Problem. Sie halten es für möglich, Freude zu empfinden, Augenblicke zu genießen, soziale Verbindungen einzugehen und sogar moralische Verantwortung zu übernehmen, ohne dass dies gleich unter einem Dach von »Lebenssinn« geschehen muss. All das wäre uns möglich, und wir wären auch dazu geneigt, weil es Teil der menschlichen Natur sei. Wir würden als soziale Wesen geboren, und die meisten von uns verhielten sich entsprechend. Wir hätten aber keine darüber hinausgehende Aufgabe. Wir wären einfach da.

Insofern ähneln sich Existenzialismus und Nihilismus dann doch. Wir sind erst mal einfach nur da, ohne Grund. Es liegt bei uns herauszufinden, welchen Überbau wir in unserer Umwelt vermuten und ob wir einen »Sinn« im Leben finden können oder nicht. In beiden Theorien wird jedenfalls davon ausgegangen, dass es keinen allgemeingültigen, vorgegebenen Sinn des Lebens gibt.

Hat jeder Mensch ein spezielles Talent?

Apropos Sinn. Weit verbreitet scheint derzeit die Annahme zu sein, dass jede*r von uns ein besonderes Talent, eine besondere Aufgabe hat. Wenn das gesamte System der Welt – vielleicht nur für die Menschen, vielleicht auch für die ganze Erde, also für Menschen, Tiere, Pflanzen und unseren Planeten – einen Sinn oder ein Ziel hätte, dann wäre es unsere Pflicht, die eigene Aufgabe zu erkennen und zu erfüllen. Das klingt erst mal toll und nach Superheld*in. Aber es kann auch viel Stress verursachen.

Es scheint, als wäre die Hoffnung auf so etwas wie einen übergeordneten Lebenssinn dem Wunsch geschuldet, nicht allein dafür verantwortlich zu sein, was man mit dem eigenen Leben anfängt. Wäre die Welt auf irgendeine besonders raffinierte Weise eingerichtet, wären wir als ein *notwendiger* Teil dieser Welt unverzichtbar.

Eine solche Haltung ist der Versuch, Kontrolle auszuüben, indem man sich als kontrolliert ansieht. Denn in einer Welt, in der wir genau so sein müssen, wie wir sind, und in der wir eine wichtige Aufgabe haben und diese »nur« erkennen müssen, fühlen wir uns sicher. Weil eben alles schön festgelegt ist. Wir, die Aufgaben, was zu geschehen hat. Das wäre eine Welt wie ein Videospiel. Vielleicht gäbe es unterschiedliche Wege ans Ziel, aber mehr Spielraum ist da nicht.

Das Gegenmodell, eine Welt ohne entsprechende Vorgaben, fühlt sich erst mal verunsichernd an. Obwohl es viel mehr Freiheiten zulässt – und damit viel mehr Kontrolle.

Genauer untersuchen lässt sich diese Gemengelage mit

Hilfe eines berühmten Zitats von Ludwig Wittgenstein (weder Existenzialist noch Nihilist, sondern logischer Positivist, aber das ist eine andere Geschichte). Wittgenstein schrieb: »Die Welt ist alles, was der Fall ist.« Boom. Das klingt so simpel und wirft zugleich so viele Fragen auf.

Woher können wir wissen, was »der Fall ist«? Welche Überzeugungen haben Sie davon, was der Fall ist? Und was folgt aus diesen Überzeugungen? Eine tolle Übung, um herauszufinden, welche Lebensbereiche wir glauben, unter Kontrolle haben zu müssen, und wo wir uns machtlos (= von außen kontrolliert) fühlen.

Ein gelingendes Leben

Wir Menschen sind von Anfang an soziale Wesen. Wir bemühen uns um soziale Verbindungen, genießen sie und brauchen sie. Weder der Existenzialismus noch der Nihilismus oder Wittgenstein bestreiten das. Es lässt sich nicht beweisen, dass es darüber hinaus keinen oder nur eine bestimmte Art von Lebenssinn gibt, und falls ja, wo der herkommt. Ich möchte Sie nicht dazu bewegen, Ansichten über Bord zu werfen, mit denen Sie gut klarkommen. Mir scheint es nur hilfreich, wenn wir uns nicht überstrapazieren mit der unbedingten Suche nach einem Sinn, einer Aufgabe, irgendetwas. Wenn Sie Ihre Aufgabe darin sehen, die Welt substanziell zum Guten zu verändern, und damit (meist) happy sind – wunderbar.

Ich persönlich glaube, dass es keinen Grund für die Annahme gibt, dass wir alle auf der Welt sind, um jeweils eindeutig bestimmte, wahnsinnig wichtige Dinge zu tun, die nur wir hinkriegen. Meiner Ansicht nach kann ein gelungenes Leben auch darin bestehen, gute Beziehungen »im kleinen Kreis« zu unterhalten.

Breche ich damit eine Lanze für den Hedonismus, also das ausschließliche Streben nach dem eigenen Vergnügen? Keineswegs. Niemand wird auf die Dauer glücklich durch Non-Stop-Party, Drogenkonsum und Lustbefriedigung. Auch nicht mit vielen Freunden. Früher oder später sehnen wir uns alle nach echten sozialen Kontakten. Bin ich also gegen die Befriedigung von Sinneslust? Nein, warum? Sie erscheint mir nur nicht als Allheilmittel.

Kollektives Trauma

War die Welt schon immer so komplex, oder ist sie es erst in den letzten Jahrzehnten geworden? Wissen wir einfach mehr über Zusammenhänge, oder sind neue hinzugekommen?

Jedenfalls scheint uns das Früher rückblickend einfacher gewesen zu sein. Vor allem eine Zeit weit vor unserer Zeit, die Antike oder die Steinzeit. Es war vielleicht nicht leichter, damals zu leben, vermutlich war es sogar schwieriger, und kürzer war das Leben auch. Aber entweder gab es weniger Zusammenhänge, oder es waren jedenfalls weniger Zusammenhänge bekannt. Insofern ist die Welt in den letzten Jahrzehnten wahrlich komplexer geworden. Und tatsächlich sind viele Einflussmöglichkeiten erst mit der umfassenden Globalisierung entstanden oder wurden durch sie massiv verstärkt. Ja, auch vor Hunderten von Jahren hatten Missernten in einem Teil der Welt Auswirkungen auf den Warenfluss und damit auf andere Teile der Welt. Und Krankheiten haben sich schon immer von hier nach da verbreitet. Die Schnelligkeit und die Intensität, in der Ereignisse jetzt konkrete, erkennbare Auswirkungen auf unser ganz persönliches Leben haben, sind jedoch neu.

Führt das zu mehr Angst und Unsicherheit? Früher hatten Menschen Angst vor Kriegen, Katastrophen, wilden Tieren. Heute ist die Angst verdeckter. Erstens geht es uns besser, also haben wir mehr zu verlieren. Zweitens sind die Angstauslöser unkonkreter geworden. Ja, Krieg und Katastrophen gibt es immer noch, aber es sind Wirtschaftskrisen, Pandemien, Migrationsfolgen, Klimawandel und vieles andere hinzugekommen. Die schiere Zahl der möglichen Bedrohungen hat zugenommen. Zugleich ist unser Potenzial gesunken, uns individuell erfolgreich zur Wehr setzen zu können.

Man kann nie wissen, was das Morgen bringt. Über weite Strecken der Menschheitsgeschichte war das ein grundsätzlich gültiger Einwand. Im Großen und Ganzen konnte man aber schon davon ausgehen, dass es morgen mit hoher Wahrscheinlichkeit wird wie gestern.

Inzwischen erscheint diese Annahme zweifelhaft. Zu oft haben wir in den letzten Jahrzehnten erlebt, dass vermutete Sicherheiten so nicht existieren. Eurokrise, Wirtschaftskrise, Flüchtlingskrise, Klimakrise – das ist der Stoff, aus dem ein kollektives Trauma geworden ist: die gesamtgesellschaftliche Annahme, dass auf nichts wirklich Verlass ist.

Hochtourig festgefahren

Diese Sorge vergrößert sich in der eigenen Resonanz. Beispielsweise lösten mehrfach in der Geschichte unbegründete Befürchtungen sogenannte »Bankanstürme« aus – zahlreiche Kunden wollten zeitgleich all ihr Geld abheben, weil sie dachten, die Bank stünde kurz vor der Pleite. Die vielen Abhebungen trieben die jeweilige Bank dann tatsächlich in den Bankrott, der sonst vermeidbar gewesen wäre.

Auch jedes halbwahre oder komplett erfundene Gerücht in den sozialen Medien funktioniert auf diese Weise. Selbst wenn die Behauptung noch so absurd ist, ein Hauch des enthaltenen Misstrauens bleibt am Thema kleben. Dass wir nicht wissen und meist auch nicht herausbekommen können, wie groß die Gefahr für uns tatsächlich ist, macht unsicher. Denn unbewusst überprüfen alle Menschen ständig ihre Umwelt und die Situation darauf, welche Handlungsmöglichkeiten sie haben und welche Option sie wählen sollten, um ihr zukünftiges Wohlbefinden sicherzustellen. Lässt sich diese Frage nach der Größe der Gefahr nicht beantworten, empfinden wir Stress. Und zwar nicht den produktiven Eu-Stress angesichts einer Herausforderung, die wir bewältigen können, sondern den negativen Di-Stress der Überforderung. Hält dieser Stress über längere Zeit an, hat das negative gesundheitliche Auswirkungen. Zum Beispiel wird der Puls erhöht und damit das Herz strapaziert. Oder wir greifen zu Suchtmitteln, um uns zu entspannen.

Stress ist sinnvoll, wenn in einer beliebigen Situation unerwartet etwas Bedrohliches geschieht. Das Hirn bündelt dann seine Kräfte, um möglichst schnell und richtig zu reagieren. Gelingt das, und die Gefahr ist erkennbar gebannt, entspannen wir uns wieder. Hält der Alarmzustand jedoch an, weil keine Lösung gefunden werden kann, verschleißen wir unseren eigenen Körper schneller als nötig. Dauerhafter Stress untergräbt den Selbstwert und kann Erschöpfungszustände oder Depressionen auslösen. (Man weiß mittlerweile, dass Depressionspatienten innerlich auf Hochtouren nach Möglichkeiten suchen, ihre Krise zu bewältigen – wie ein Autofahrer, der im Schlamm feststeckt und Vollgas gibt, um sich zu befreien, dadurch aber nur noch tiefer einsinkt.)

Dieser toxische Stress führt auch dazu, dass wir schlechter schlafen und soziale Kontakte meiden. Doch gerade die Erholung durch ausreichend Schlaf und die Kommunikation mit anderen Menschen könnten uns helfen, Stress abzubauen und eine Lösung für unser Problem zu finden. Wir geraten in einen Teufelskreis. Das heißt, je mehr und je länger wir Stress haben, desto wehrloser sind wir ihm ausgeliefert. Der Ausweg ist eine Mischung aus mehr *und* weniger Kontrolle. Zuerst einmal ist es notwendig, den eigenen Stress und dessen Ursachen überhaupt wahrzunehmen. Manche Menschen machen sich Sorgen ums Geld, andere fürchten sich vor der Einsamkeit oder vor plötzlichen Veränderungen. Einige Angstauslöser lassen sich leichter vermeiden als andere. Manche sind wahrscheinlicher, mit anderen ist eher nicht ernsthaft zu rechnen.

Wir können besser mit derartigen Sorgen umgehen, wenn wir sie quantifizieren: Wie viel Geld müssen Sie auf dem Konto haben, um ruhig zu schlafen? Das lässt sich vielleicht ansparen.

Wie viele Freunde müssten Sie haben, um sicher zu sein, dass immer jemand für Sie da ist? Wie lang müsste Ihr Arbeitsvertrag laufen, wie groß müsste die Firma sein, in der Sie arbeiten, oder wie unabhängig von einzelnen Auftraggebern müssten Sie werden, um sich beruflich sicher zu fühlen?

Andere Faktoren lassen sich nicht eindeutig benennen. Wie viel gesellschaftliche Veränderung erscheint Ihnen bereichernd, ab wann stresst es Sie? Wo müsste Ihre Wohnung liegen oder Ihr Haus stehen, damit Sie glauben, möglichst nicht Opfer eines Elementarschadens (Sturm, Regen, Hochwasser usw.) zu werden – oder reicht für Ihren Seelenfrieden vielleicht schon eine bessere Versicherung? Wie gehen Sie mit der Tatsache um, dass die nächste Pandemie, Migrationswelle, Wirtschaftskrise oder Naturkatastrophe wieder nicht mit Ansage stattfinden wird?

Mal mehr, mal weniger

Hilfreich bei diesen Überlegungen ist, dass die Lösung nicht unbedingt darin bestehen muss, ein bestimmtes Szenario erzwingen zu können. Sondern dass Menschen die größte Sicherheit empfinden, wenn sie möglichst viele Handlungsoptionen haben. Faustregel: Je mehr Freiheit, desto weniger Stress.

Der Haken: Im Alltag führt die endlose Abfolge von Entscheidungen, die maximale Freiheit mit sich bringt, wiederum zu Stress. Wann stehen Sie auf? Was ziehen Sie an? Was gibt es zum Frühstück? Fahren Sie mit dem Rad, dem Auto oder öffentlichen Verkehrsmitteln zur Arbeit? Bleiben Sie im Homeoffice, oder nehmen Sie den Tag frei? Und so weiter. Darüber ständig nachzudenken hält man auch nicht aus. Aus diesem Grund entwickeln wir Gewohnheiten, Routinen und laufen bei bestimmten Tätigkeiten auf Autopilot. Das entlastet unser Gehirn.

Allerdings müssen wir das persönliche Gleichgewicht zwischen Routine und Überraschung selbst finden. Und immer wieder mal überprüfen und nachjustieren. Regelmäßig unter die Lupe zu nehmen, was wir vergeblich zu kontrollieren versuchen und wo wir besser lockerlassen sollten, ist ein gutes Investment in die eigene Gesundheit.

Droht gerade viel Verunsicherung, können Sie kleinere Privatentscheidungen vereinheitlichen. Dann gibt es eben in den ersten Wochen der nächsten Krise jeden Morgen dasselbe Frühstück. Oder Sie finden für Stresswochen einen Standardlook, statt schon beim Anziehen Hirnenergie zu verbrauchen.

Und in Zeiten, in denen alles gut läuft, laden Sie den Akku mit möglichst vielen freien Entscheidungen wieder auf. Vielleicht nehmen Sie mal einen anderen Weg zur Arbeit oder probieren ein neues Restaurant oder ein ungewöhnliches Rezept aus. Kleiden Sie sich auf eine für Sie untypische Art. Übernehmen Sie eine Aufgabe, die Sie üblicherweise ablehnen – oder lehnen Sie eine ab, die Sie sonst stets erledigen.

Intuitives Unbehagen

Hinter dem unerfüllbaren Verlangen, alles unter Kontrolle zu bekommen, steckt häufig ein intuitives Unbehagen mit den aktuellen Verhältnissen. Den meisten Menschen hierzulande geht es materiell gut. Doch wir wissen, dass das weltweit keineswegs der Fall ist, was man als ungerecht kritisieren könnte. Vor allem aber ist es ein Problem, das zukünftig gelöst werden muss. Und wir spüren, dass auch vor Ort »die Einschläge näher kommen«: Auf die Versprechen von Wirtschaft und Politik ist schon länger kein Verlass mehr – aber worauf dann, wenn unser eigener Einfluss stetig schwindet?

Das High des Konsums mag diese Unruhe kurzfristig überdecken, sei es durch ein neues Kleidungsstück, eine Urlaubsreise oder auch nur medialen Konsum. Doch die Befriedigung hat sich vom Besitzen auf den Akt des Erwerbens verschoben und muss daher ständig wiederholt werden. Diese Art des Konsums geht mit einem schlechten Gewissen einher, weil wir wissen, dass wir so viel gar nicht brauchen. Die Befriedigung bleibt schal, zumal uns immer bewusster wird, dass wir durch viele Produkte in irgendeiner Weise die Umweltverschmutzung erhöhen und unmenschliche Arbeitsbedingungen fördern.

Wir fühlen uns nicht mehr wohl im eigenen, durchgetakteten Leben und akzeptieren doch noch dessen Prämisse: dass wirtschaftlicher Wohlstand nur durch Zuverlässigkeit und Effektivität aufrechterhalten werden kann. Haben wir plötzlich Zeit – in der Supermarktschlange, durch Corona, im Ruhestand – wissen wir gar nichts mit ihr anzufangen. Weil uns die Fähigkeit zur eigenständigen Lebensplanung vor lauter Fremdsteuerung abhandengekommen ist.

Wäre es uns nicht vielleicht viel lieber, möglichst genau zu wissen, was wir zu erwarten haben? Häufig werden Freiheit und Sicherheit als Gegensätze gesehen – wer genaue Pläne hat, ob im Büro oder beim Städtetrip im Urlaub, muss nicht dauernd irgendwas entscheiden. Zugespitzt: Sex jeden Sonntag nach dem »Tatort« ist vielleicht langweilig, aber wenigstens nicht auch noch überraschend.

Doch wären wir happy mit unserem effektiven, durchorganisierten Leben, müssten wir doch glücklicher sein. Stattdessen haben wir Stress, Schlafstörungen, Rückenprobleme, Ängste. Die Geister, die wir riefen – die Hoffnung, den Wohlstand durch stetigen Konsum und perfekte Organisation zu sichern –, werden wir so leicht nicht los.

»Eigentlich« gut

Schon Sigmund Freud, der Begründer der Psychoanalyse, stellte fest, dass Menschen für zivilisatorische Sicherheiten unbemerkt mit Triebverzicht bezahlen. Ja, im Gegensatz zu den Menschen vor zweihundert Jahren können wir uns auf vieles verlassen und fallen sehr wahrscheinlich nicht in existenzielle Armut. Aber dafür können wir im Alltag auch nicht sonderlich frei agieren. Das klingt nach einem ganz vernünftigen Deal. Doch die Kontrolle spontaner Bedürfnisse ist psychologisch harte Arbeit. Ergebnis: Es geht uns »eigentlich« gut, wie wir oft so schön sagen – doch wir fühlen uns nicht gut.

Ich bin jedoch der Ansicht, dass fast jede*r von uns mehr Spielraum hat, als wir derzeit aktiv nutzen. Es soll in diesem Buch nicht um einen Rückzug ins Private gehen. Wohl aber möchte ich Vorschläge machen, wie wir aus eigener Kraft handlungsfähiger werden können. In der Hoffnung, dass diese Veränderung Rückkopplungen auf die Gesellschaft auslöst. Denn Industrie und Politik haben fraglos große Vorteile von einer mit sich selbst beschäftigten Bevölkerung. Insofern ist eine institutionelle Unterstützung in dieser Hinsicht kurzfristig nicht zu erwarten.

Als Faustregel zur Überprüfung des eigenen Konsums und um sich aus dessen Suchtpotenzial zu befreien, kann beispielsweise gelten: Befriedigt eine Handlung oder ein Kauf ein Bedürfnis, dann ist alles okay. Wir haben Durst, trinken etwas, der Durst ist weg. Der Winter kommt, ich kaufe mir einen Pullover, um nicht zu frieren. Mit dem Auto komme ich von A nach B.

Bleibt das Bedürfnis jedoch in gewandelter Form bestehen, ist es möglicherweise Konsum aus anderen Gründen. Ich trinke ein Bier zu viel, weil es gerade so gesellig ist. Ich frage mich beim ersten Tragen des neuen Pullovers schon, ob ich mir nicht lieber so einen kaufen sollte wie den, den meine Freund*innen haben. Ich fahre mein Auto nicht so lange, bis sich die Reparaturen nicht mehr lohnen, sondern schiele immer schon auf das nächste Modell, um mich selbst und die Nachbarn zu beeindrucken.

Dasselbe Phänomen lässt sich bei der Internetnutzung beobachten. Wir scrollen nicht durch die sozialen Medien, bis wir die neuesten Infos unserer Freunde erhalten haben. Sondern wir machen immer weiter, weil ja als Nächstes eine noch viel tollere Nachricht kommen könnte. Gerade die Tatsache, dass wir nicht wissen, wie der nächste Eintrag sein wird – fantastisch, belanglos, blöd – lässt uns weitermachen. Dieser Faktor ist es auch, der Menschen immer wieder Geld in Spielautomaten werfen lässt. Die nächste Runde könnte ja den Hauptgewinn bringen.

Dabei verlieren wir das echte Leben aus den Augen, das viel langweiliger ist und weniger Belohnungsbotenstoffe erzeugt. Wir haben den Eindruck, kontrolliert zu handeln (indem wir auf dem Rechner oder dem Handy eine App laden und öffnen), aber in Wahrheit werden wir kontrolliert. Und wir nehmen das unterbewusst auch wahr.

Das Erleben nahezu endloser Alternativen führt dazu, dass wir mit getroffenen Entscheidungen schnell unzufrieden sind. Hätten wir noch ein wenig weitergesucht, dann hätten wir vielleicht eine schickere Jeans, eine größere Wohnung oder eine*n liebevollere*n Partner*in gefunden. Wir verinnerlichen die Frage »Was wäre, wenn ich mich anders entschieden hätte?« so sehr, dass wir sie schon vorwegnehmen, bevor wir überhaupt eine Wahl getroffen haben. So fallen uns Entscheidungen immer schwerer.

Neurologische Forschungen zeigen, dass sich solche emotional intensiven Denkmuster durch Entzug relativ schnell abschwächen. Entscheiden wir also wieder mehr und verweigern uns dem Grübeln danach, steigt die Zufriedenheit mit unserer Wahl innerhalb kurzer Zeit. Sagen Sie sich beim Blick in den Spiegel, wie super Ihre neue Jeans aussieht, und machen Sie bewusst erst mal einen Bogen um Klamottengeschäfte. Löschen Sie Ihr Online-Suchprofil, wenn Sie eine Wohnung gefunden haben, und schauen Sie sich nicht noch monatelang andere Immobilienangebote an. (Und für Partnerbörsen gilt das erst recht – wie soll man sich ernsthaft auf eine neue Liebe einlassen, wenn man parallel noch aktiv weitersucht?)

Persönliche Kompetenz

Die Betonung der Einzigartigkeit jeder Person erlaubt es, sich von strengen gesellschaftlichen Vorgaben zu lösen. Wir verfügen nun über die Erlaubnis, eigenen Lebensentwürfen zu folgen. Diese Freiheit ist für viele Menschen ein großes Geschenk.

Andererseits wird es immer schwieriger, Kompromisse zu schließen und Anpassungsleistungen zu erbringen, wenn doch gerade die Eigenheiten der Persönlichkeit so positiv bewertet werden. Sicher ist richtig, dass niemand in Beziehungen unterdrückt werden sollte. Egal ob im Job oder privat. Doch wer nie nachgibt und sich immer durchsetzen will, ist nicht auszuhalten. An dieser Stelle zeigt sich auf besonders deutliche Weise der aktuelle Allmachtsanspruch: Die ideale Welt wäre eine, in der ich so sein kann, wie ich will, und alle anderen das großartig finden. Das ist jedoch nicht kompatibel mit einer Welt, in der alle anderen denselben Anspruch hätten. In meiner eigenen Haltung ist bereits enthalten, dass sie nur für mich gelten kann und soll.

Von jemandem kontrolliert zu werden ist nicht erstrebenswert. Aber das lebenspraktische Gegenteil ist nicht, die anderen zu kontrollieren (bzw. mit diesem Versuch zu scheitern und immer weiter zu vereinsamen). Das Antidot zur individuellen Machtlosigkeit ist vielmehr ein Mitspracherecht auf Augenhöhe.

Kritisch ist es allerdings zu bewerten, wenn uns eine Eigenverantwortung für unser persönliches Wohlergehen zugewiesen wird – diese aber innerhalb des Sozialsystems kaum realisierbar ist. Wir allein sollen unsere Gesundheit, unsere Arbeitsfähigkeit und unsere Sozialverträglichkeit aufrechterhalten oder wiederherstellen. Doch das ist nicht realistisch.

Wann als anregend empfundener (positiver) Stress in Überforderung (negativen Stress) umschlägt, ist individuell unterschiedlich. Die wachsende Beliebtheit von Extremsportarten spricht für ein steigendes Bedürfnis nach positivem Stress. Man muss jedoch davon ausgehen, dass Menschen ihre Fähigkeit, eine objektiv riskante Situation zu kontrollieren, überschätzen. Doch solange es gut ausgeht, wird dies als Beleg der eigenen Kompetenz verbucht.

Subjektiver Sinn

Viel diskutiert wird momentan Aaron Antonovskys Konzept der Salutogenese (der Entstehung von Gesundheit, im Gegensatz zur Abwesenheit von Krankheit). Antonovsky ging davon aus, dass dafür drei Faktoren entscheidend seien: die Fähigkeit, Erlebnisse zu verstehen und einzuordnen; das Gefühl, die Kontrolle über das eigene Leben zu haben und es gestalten zu können; sowie die Empfindung, dass Anstrengungen und Herausforderungen sinnvoll seien. Auch hier tauchen also wieder das Motiv des Kontrollierens und der Wunsch nach Sinn auf. Wichtig ist jedoch nicht, alles bis ins Kleinste bestimmen zu können. Sondern relevant ist die Möglichkeit, kreativen Einfluss auf das eigene Leben zu nehmen. »Kontrolle« in diesem Sinne kann beispielsweise auch ein bewusstes Loslassen sein.

Und ob wir ein Erlebnis verstehen können und als sinnvoll ansehen, hat auch nichts damit zu tun, ob wir *wirklich* verstehen, wie es dazu kam und ob es *tatsächlich* einen Sinn hat. Wichtig ist, dass wir uns nicht haltlos im Schleudergang herumgewirbelt fühlen. Wir brauchen ein Verständnis für unser eigenes Leben, ein sogenanntes »Narrativ«. Darin ist Platz für die guten und die schlechten Dinge, für Siege und Niederlagen, für Ehrgeiz und Erschöpfung, für das ganze Auf und Ab und Hin und Her. Denn das alles gehört zu uns und wird dadurch rückblickend der Willkür enthoben, weil es der Weg war, der ins Jetzt geführt hat.

Sie können ein solches Narrativ entwickeln, indem Sie Erlebnisse beim Erzählen oder Reflektieren sinnvoll einbetten. So entstehen zugleich die viel hörenswerteren Storys. Und tatsächlich neigen wir Menschen intuitiv dazu, rückblickend eine Art »roten Faden« im eigenen Leben finden zu wollen: Das führte zu dem, und das zu dem, und jetzt bin ich hier. Diese Deutungen ändern sich immer wieder einmal, aber die meisten von uns können sagen: Ich tue dies oder das, oder ich mag dies oder das, weil ich dann und dann Folgendes erlebt habe. Wenn es Ihnen zu angeberisch erscheint, anderen große

Geschichten aus Ihrem Leben zu erzählen – kein Problem. Dann arbeiten Sie für sich selbst im Stillen den bisherigen Weg von A nach B heraus, das hat den gleichen Effekt.

Die Narrative können unterschiedlich sein in den verschiedenen Lebensbereichen (Beruf, Liebe, Freundschaften usw.). Wir können hier ambitioniert, dort entspannt, hier wissbegierig und dort ein Naturtalent sein.

Glück ist unverfügbar

Ein weiterer Störfaktor des Lebens ist die versehentliche Gleichsetzung von Wohlstand und Wohlbefinden: Weil wir keine Not leiden oder vielleicht sogar gut bezahlt werden, müssten wir doch auch glücklich sein. Doch vieles, was wir in der Wohlstandsgesellschaft tun, ertragen und zu uns nehmen, ist eher schädlich. Vom Schichtdienst über die kaum bezahlbare Großstadtwohnung an der vierspurigen Straße bis zum Convenience-Food. Wir achten auf die falschen Parameter, wir messen die falschen Werte. Viel wichtiger als der Kontostand ist die Einbindung in ein soziales Netz. Es macht zufrieden, Hilfe zu leisten – und interessanterweise auch, sie anzunehmen (was vielen Menschen im ersten Moment als maximaler Kontrollverlust erscheint).

Ohnehin lässt sich Glück nicht durch Besitz erzeugen. Denn Glück tritt immer überraschend auf. Wir können es einladen, aber nicht erzwingen. Es ist unverfügbar (s. S. 185), und das ist Teil seines Charmes. Jede*r hat schon selbst erlebt, dass wir Glückserlebnisse zwar nicht erzeugen, wohl aber verhindern können. Weil wir abgelenkt sind, etwas anderes für wichtiger halten, die Emotion nicht intensiv genug ist.

Wer mag, kann seine Offenheit für das Glück kultivieren. Das führt dazu, dass wir Situationen schaffen, in denen Schönes geschehen könnte, und dass wir Momente wahrnehmen, in denen es passiert. Sie können dafür gezielt auf Kleinigkeiten achten: ein Blatt, Ihre Lieblingsjacke, ein schönes Muster, den Sonnenuntergang. Sie können bewusst die Freundlichkeit anderer annehmen: wenn Sie jemand in der Schlange beim Einkaufen einfach so vorlässt oder wenn Ihnen der Kollege einen Kaffee mitbringt. Sie können auch selbst Gutes tun: eine abgelaufene Parkuhr nachfüttern, einer Mutter mit einem schreienden Kleinkind freundlich zulächeln, den lockeren Küchengriff festschrauben, in einer Online-Diskussion sachlich bleiben. Statt über die schönen Momente hinwegzugehen und die ärgerlichen zu beklagen, üben wir auf diese Weise, die ärgerlichen besser einzuordnen und die schönen zu genießen (und bei Bedarf auch selbst zu erzeugen).

Angst schützt nicht vor Unglück

In weiten Teilen der Bevölkerung haben in den letzten Jahren ein Gefühl der Ungerechtigkeit in der Gesellschaft sowie die Angst vor dem eigenen sozialen Abstieg deutlich zugenommen. Das heißt: Wir fürchten Dinge, auf die wir kaum Einfluss haben. Wir versuchen folglich, diese Ängste mit allen uns zur Verfügung stehenden Mitteln auf Abstand zu halten. Doch das gelingt auf die Dauer nicht.

Entlastender ist es, die Sorgen anzuerkennen. Ob die Ungerechtigkeit in der Gesellschaft tatsächlich zugenommen hat, ist Definitionsfrage. Sicher ist: die Ungleichheit hat sich vergrößert. Und, ja, die meisten Menschen arbeiten nicht mehr, damit sie und ihre Kinder es einmal »besser haben«, sondern sie versuchen mit viel Einsatz nur noch, den Abstieg zu verhindern. Es ist also tatsächlich etwas dran an den Sorgen. Und nun?

Nun können wir, statt davonzulaufen, einmal tief durchatmen. Wir haben genau die Sorgen, die wir gerade haben. Lassen wir sie zu, können wir uns zu ihnen verhalten, mit ihnen umgehen. Lassen Sie die Sorgen zu, aber lassen Sie sich nicht von ihnen mitreißen wie von einem Strudel. Behalten Sie den Kopf oben. Stellen Sie sich vor, wie Sie einen Schritt zurücktreten und Ihre Situation als Außenstehende*r betrachten. Was würden Sie sich selbst raten? Überlegen Sie, ob Sie etwas tun können, damit die Angst kleiner wird. Vielleicht lindert eine Sparquote Ihre Sorge oder eine Fortbildung. Oder Sie stellen fest, dass nicht viel zu ändern ist, und konzentrieren sich auf andere Bereiche. Das heißt nicht, die Sorgen zu verdrängen. Sondern mit ihnen zu leben.

Weit verbreitet ist die Hoffnung, wenn die Furcht davor nur groß genug ist, tritt ein Unglück wie durch ein Wunder nicht ein. Oder wenn doch, ist man wenigstens darauf vorbereitet. Aber das stimmt nicht.

Die Vernunft sagt uns, im Auto einen Sicherheitsgurt zu tragen und vorausschauend zu fahren. Darüber hinausgehende Ängstlichkeit am Steuer verhindert keinen Unfall (im Gegenteil) und macht ihn auch nicht erträglicher. Sie kostet nur Lebensqualität. Die Angst kontrolliert nichts. Wir müssen verstehen, warum wir lernen sollten, die Angst zu kontrollieren.

Es gilt, trotz allem Momente des Glücks zu erleben und Zufriedenheit zuzulassen.

Bewusst sein

Üblicherweise definieren wir den Begriff »Bewusstsein« als das »Bewusstsein *von etwas*«. Ganz besonders natürlich: »cogito, ergo sum« – »Ich denke, also bin ich«.

Wenn wir uns Menschen als Wesen begreifen, die über ein Bewusstsein verfügen, dann müssten wir uns in diesem Sinne ständig irgendetwas bewusst sein. Insofern wäre es ein wenig beängstigend, einfach nur zu sein. Doch genau dieser Zustand tut erfahrungsgemäß gut. Nicht immer irgendeine Meinung zu irgendwas haben zu müssen. Sondern zu ruhen. Zu *sein*. Aufmerksam, aber nicht intendierend. Es ist eine Erfahrung der Präsenz, die weder zurück in die Vergangenheit noch vorwärts in die Zukunft gerichtet ist. Sie kommt aus ohne Besorgtheit oder Hoffnung.

Man nimmt nur wahr, was wahrzunehmen ist. Derartige Zustände lassen sich unwillkürlich erleben, beispielsweise beim Einschlafen oder Erwachen, in der Euphorie von Sex oder Tanz, in zufälligen Momenten mit Freund*innen oder in der Natur, und sie lassen sich provozieren (wenn auch nicht sicher herbeiführen) – beispielsweise in der Meditation.

Auf den ersten Blick erscheint es sinnvoll, sich Sorgen zu

machen und zu versuchen, Risiken abzuwehren. Deshalb empfinden wir dieses Verhalten unmittelbar als beruhigend. Auf die Dauer ist es aber sehr anstrengend. Warum es nicht gelingen kann, alles (oder auch nur das allermeiste) unter Kontrolle zu bringen, beschäftigt uns im folgenden Kapitel.

3

DENKFEHLER

Weshalb wir mit unseren Kontrollbemühungen scheitern müssen

»Perfekt«, rief eine Chefredakteurin von mir oft empört, »ist nur Gott!« Hervorgerufen wurden ihre Ausbrüche durch redaktionelle Faulheit: Wenn Autoren nichts Besseres einfällt, passt das graue Kissen eben »perfekt« auf die rote Couch, die Petersilien-Deko »perfekt« zu den Frikadellen. Das lässt sich interessanter und präziser formulieren.

Doch ihre Mahnung hat auch über die Arbeit hinaus, im Alltäglichen, ihre Berechtigung. Wenn wir perfekt sein wollen, spielen wir Gott. Wir erwarten von uns selbst, gottgleiche Kräfte zu entfalten. Das kann nicht gelingen, weil wir nicht Gott sind.

Das aktuelle Credo lautet: »Sei besonders!« Doch das ist per se unmöglich. Denn wenn alle besonders wären, wäre das ja nichts Besonderes mehr. Die Annahme, dass die Persönlichkeit sich ausgerechnet oder gar ausschließlich in der Außergewöhnlichkeit zeige, ist falsch und schädlich (siehe auch S. 74).

Die alte Geschichte

Zum Tag der Arbeit 1963, also vor rund sechzig Jahren, verfasste Heinrich Böll eine Parabel mit dem Titel »Anekdote zur Senkung der Arbeitsmoral«. Sie ist mittlerweile in unterschiedlichen Versionen weit verbreitet. Die Kurzform geht so:

In einem sonnigen Feriendörfchen liegt ein Fischer in der Hängematte und döst. Ein wohlgenährter, gut gekleideter Tourist kommt vorbei und erteilt ihm ungefragt Ratschläge: Würde der Fischer hier nicht rumlungern und sich die Sonne auf den Pelz scheinen lassen, sondern früher aufstehen und mehr arbeiten, könnte er sich bald schon zwei, drei, vier weitere Boote leisten und entsprechend viele Fischer einstellen, die alle für ihn arbeiteten.

Und dann?

Dann könnte er in Ruhe in der Hängematte liegen und dösen!

Der Fischer lacht und weist darauf hin, dass er genau das doch schon täte.

Die Story hat Pointen auf mehreren Ebenen. Oberflächlich betrachtet erscheint sie aktueller denn je. Viele von uns folgen dem Ratschlag des Touristen und engagieren sich im Job ohne Ende in der Hoffnung, irgendwann die Früchte zu ernten. Auf dem Weg dorthin erleiden viele Menschen Herzinfarkte und Schlaganfälle, bekommen Burn-outs und Tinnitus, Angstzustände oder Krebs. Ganz zu schweigen von den stressbedingten Alltagsbeschwerden wie Magenschmerzen und Migräne. Und natürlich verpasst, wer zu viel arbeitet, wichtige Meilensteine des Privatlebens. Weil man berufliche Termine hat, Überstunden machen muss oder zu Hause schlicht zu erschöpft ist.

Diese Form der (Selbst-)Ausbeutung haben wir zwar erkannt, aber noch lange nicht gebannt. Faszinierend ist, dass Böll die Story 1963 geschrieben hat, als das Berufsleben im Vergleich zu heute noch beschaulich war.

Man kann die Geschichte aber auch andersherum interpretieren: Der Fischer wehrt die Ansprüche des Touristen (lies: der Gesellschaft), mehr zu arbeiten, ab. Schließlich liege er doch auch jetzt schon entspannt in der Hängematte.

In Bölls Fassung bringt das den oberlehrerhaften Touristen zur Selbstreflexion – er hat nun kein Mitleid mehr mit dem Fischer, sondern verspürt sogar »ein wenig Neid«.

Solche Momente kennt jede*r von uns aus dem eigenen Erleben. Das Gras ist immer auf der anderen Seite grüner. Die Nachbarn haben die bessere Beziehung, der Schulfreund verdient mehr Geld, Arbeitslose haben mehr Zeit für ihre Hobbys. Jede Entscheidung, die wir treffen, hat Konsequenzen. Wer sich *für* eine klassische Karriere entscheidet, entscheidet sich damit *gegen* viel Freizeit. Aber eben auch *gegen* Altersarmut und alltägliche Geldnot.

Diesen Aspekt der Zukunftssicherung blendet Böll in der offiziellen Lesart jedoch aus. Wovon wird der Fischer im Alter leben? Was, wenn sein Boot beschädigt wird und repariert werden muss? Oder wenn er krank wird? Wenn Überfischung oder die Erwärmung der Meere – Faktoren außerhalb seines Einflusses – die Arbeit erschweren oder gar unmöglich machen?

Was, wenn er in fünf Jahren lieber umschulen würde auf

einen anderen Beruf? Er hätte keine Rücklagen, um eine Durststrecke zu überbrücken.

Der Tourist in der Story präsentiert seine Idee als sowohl alternativ- als auch grenzenlos. Es gibt keinen natürlichen Endpunkt des Wachstums eines Fischerei-Imperiums. In den letzten Jahren haben wir alle immer wieder von den notwendigen Grenzen des Wachstums gehört. Denn wenn die globale Wirtschaft immer weiter wächst und immer mehr Ressourcen verbraucht, wird die Erde in absehbarer Zeit unbewohnbar.

Meiner Ansicht nach steckt die Lösung dieses Problems in der Böll'schen Anekdote. Schließlich gibt es keinen Grund anzunehmen, dass es im Leben nur zwei Wahrheiten gibt, die einander ausschließen. Denkt der Fischer nicht über den jeweiligen Tag hinaus, wird er früher oder später in eine prekäre Lebenssituation geraten und kann nur noch auf ein stabiles soziales Netz hoffen. Denkt der Tourist (daheim in Bezug auf die eigene Karriere) immer nur an die Zukunft und nie an den jeweiligen Tag, an die eigenen Grenzen und seine unmittelbaren Bedürfnisse, dann wird er vieles Wichtige verpassen und vielleicht sogar irgendwann vom eigenen Körper schmerzhaft auf die Überbeanspruchung hingewiesen werden.

Der *Sweet Spot*, das Ideal, liegt meiner Ansicht nach nicht in einer der beiden Extrempositionen. Sondern, auch wenn Böll vielleicht anderer Ansicht wäre, in der Zusammenführung der Sichtweisen. Die Gegenwart ist wichtig. Und die Zukunft auch.

Ich wüsste auch nicht, warum dies einen tatsächlichen Konflikt darstellen sollte. Es ist nur einer in unserer bequemen, auf dramatische Gegensätze orientierten Wahrnehmung.

Falsche Ersatzentscheidungen

Der Nobelpreisträger Daniel Kahneman legt in seinem Buch »Schnelles Denken, langsames Denken« dar, dass wir dazu neigen, schwierige Entscheidungen durch ähnliche, einfache zu ersetzen. Man nennt so etwas eine »Heuristik« oder auch »Faustregel«. Evolutionsbiologisch ist das sinnvoll. Denn nur sehr selten haben wir genug Informationen, um wirklich »die richtige« Entscheidung zu treffen. Es ist aber meist besser, sich für irgendwas zu entscheiden, als dumm rumzustehen und noch länger zu überlegen. Wenn es zum Beispiel hinter dem Busch raschelt, könnte dort eine Schlange oder ein Tiger lauern. Sinnvoll ist es daher wegzulaufen, sich tot zu stellen, oder sich auf den Kampf vorzubereiten. Wenig sinnvoll ist, erst mal in Ruhe darüber nachzudenken, ob es vielleicht auch ein Waschbär oder ein Känguru sein könnte.

In diesem Sinne ist es einigermaßen einfach zu entscheiden, wozu wir heute Lust haben: Möchte oder muss ich noch mal rausfahren zum Fischen – oder will und kann ich in der Hängematte dösen? Es ist auch einigermaßen *einfach* zu entscheiden, was für die Zukunft gut ist: mehr Geld, mehr Sicherheit, mehr dies, mehr das.

Es ist hingegen verhältnismäßig schwierig, gegeneinander abzuwägen, ob unser Genuss heute höher oder niedriger zu gewichten ist als ein weitgehend unbekannter zukünftiger Vorteil. Kahneman weist darauf hin, dass wir eben nicht nur eine komplizierte Entscheidung durch eine einfache ersetzen, sondern dass dabei wichtige Aspekte verloren gehen können. Aus heutiger Sicht scheint mir die Moral von Bölls Geschichte daher zu sein, dass weder der Fischer noch der Tourist recht hat, sondern dass sie beide besser damit bedient wären, ein wenig vom anderen zu lernen.

Das würde jedoch bedeuten, mehr Unsicherheit als zuvor auszuhalten. Denn die Protagonisten würden jeweils einen Teil ihrer Zeit in etwas investieren, von dem ihnen nicht einleuchtet, was es ihnen jetzt gerade bringt. Der Fischer würde mehr Einsatz als bisher in die Absicherung der Zukunft stecken, also seltener in der Hängematte liegen. Und der Tourist würde weniger Einsatz als bisher in die Absicherung der Zukunft stecken, also öfter in der Hängematte liegen. Beide müssten es dabei aushalten, nicht zu wissen, ob es »die richtige Entscheidung« war. Weil sich das erst rückwirkend beurteilen ließe, wenn überhaupt.

Im Investment nennt man dieses Prinzip, nicht alle Eier in ein Körbchen zu legen bzw. nicht nur auf ein Pferd zu setzen, »Diversifikation«. Eine umfassende Mischung der Anlagen ist so ziemlich das Einzige, worauf sich alle seriösen Finanzberater einigen können. Weil einfach niemand weiß, was in der Zukunft passieren wird.

Warum? Weil es *unmöglich* ist, das zu wissen.

Die Zukunft ist offen

Es ist hilfreich, sich bewusst zu machen, warum es unmöglich ist, die Zukunft vorherzusagen. Es gibt Menschen, die der Überzeugung sind, die Zukunft sei »determiniert«, also bereits festgelegt. Entweder, weil eine höhere Instanz sich alles vorab ausgedacht hat. Oder weil die gesamte Welt (einschließlich der menschlichen Gehirne) nur naturwissenschaftlichen Gesetzen gehorcht, sodass jedes Ereignis das zwangsläufige Ergebnis eines anderen ist. Wie Billardkugeln, deren Bahn sich präzise berechnen lässt, wenn man nur alle Faktoren kennt (also den Luftwiderstand, das Gewicht, die Stoßkraft usw.).

Wäre das so, dann wäre einerseits die Zukunft in eindeutiger Weise von der Vergangenheit abhängig. Damit dann aber auch die Vergangenheit von der Zukunft (etwa so, als würden mechanische Verbindungen quer durch Zeit und Raum bestehen). Aus der Ruhelage von Billardkugeln könnte man auf die einzig mögliche vorherige Situation schließen.

Die Alternative ist eine »undeterminierte« Welt. Hier ist nicht alles vorgegeben. Das bedeutet dann auch, dass wir einen freien Willen hätten, zumindest im Rahmen unserer Möglichkeiten und unserer Vorstellungskraft. Wir könnten eine Idee haben – oder auch nicht. Wir könnten eine Entscheidung so treffen – oder auch anders. Und je nachdem, ob wir die Idee haben oder welche Entscheidung wir treffen, geht es dann auf die eine oder andere Weise weiter.

Intuitiv sehen die meisten von uns die Welt als undeterminiert an, sodass jede*r zumindest ein wenig mitmischen kann. Dann ist aber die Zukunft eben nicht vollständig vorhersagbar. Wir können nur raten und müssen im Alltag eine einigermaßen bekannte Situation im Jetzt abwägen gegen ein unbekanntes Risiko in der Zukunft.

Farbspektrum statt schwarz-weiß

Hinzu kommt, dass wir die Folgen zukünftiger Ereignisse für uns selbst in den meisten Fällen falsch einschätzen. Wir überschätzen die Trauer, die wir nach einer Trennung empfinden werden. Wir unterschätzen, wie viel Geld wir später im Leben ausgeben wollen oder wie frustriert wir sein werden, wenn wir das nicht können. Wir gehen davon aus, ein Sieg der Lieblingsfußballmannschaft würde uns viel glücklicher machen, als es dann wirklich der Fall ist.

Wenn viele Faktoren unbekannt sind und wir die möglichen Situationen zudem nicht korrekt bewerten, erfolgen unsere Überlegungen »unter Ungewissheit«. Und es fällt uns Menschen immer schwer, mit Ungewissheiten zu leben. Daher versuchen wir einerseits, sie zu minimieren. Andererseits blenden wir die Ungewissheit aus und tun einfach so, als wüssten wir mehr, als wir wissen (können). Wir ersetzen eine komplizierte Frage mit vielen Grautönen wie »In welchem Umfang und in welcher Form soll ich persönlich Vorsorge treffen für eine ungewisse Zukunft, sodass ich mich später rückblickend möglichst nicht ärgere?« durch eine einfachere Frage in Schwarz-Weiß: »Bin ich ein lässiger Tagträumer oder ein ehrgeiziger Risikovermeider?«

Die Kernthese dieses Buches ist, dass in dem Raum zwischen dem einen und dem anderen Extrem nicht nur viele Grautonvarianten möglich sind. Sondern dass genau hier der Farbreichtum des Lebens möglich wird.

Ich bin ich, wir sind wir

»Sei du selbst. Alle anderen gibt es schon«, soll der irische Schriftsteller Oscar Wilde gesagt haben. Hat er vermutlich nicht, trotzdem klingt der Satz erst mal einleuchtend. Wie soll ich denn bitte schön auch Oscar Wilde, Albert Einstein oder auch nur meine Kollegin aus dem Controlling sein?

Man selbst zu sein wird hier zum erstrebenswerten Ziel erklärt. Wenn auch nur mangels alternativer Möglichkeiten (denn man kann nun einmal nicht jemand anders sein).

Der Sinn der Aufforderung ergibt sich aber im Grunde eher aus der grammatikalischen Gewalt, mit der die beiden Sätze zusammengeschoben wurden. Es ist ein Wortspiel, eine »Amphibolie«, bei der die Polysemie (Mehrdeutigkeit) des Verbs genutzt wird. Der Satz »Sei du selbst. Alle anderen gibt es schon« wirkt auf den ersten Blick, als würden die Verben »sein« und »geben« eine ähnliche Bedeutung haben (denn was »ist«, im Sinne von »existieren«, das »gibt« es). Die Pointe entsteht dadurch, dass an selbst zu »sein« nicht nur heißt, dass man als man selbst existiert. Sondern es bedeutet so etwas wie: der eigenen Persönlichkeit treu zu sein, den eigenen Charakter zu entfalten. Statt zu versuchen, irgendwelche Eigenschaften anderer zu kopieren.

Gemeint ist also die *Authentizität*. Wir sollen uns selbst, unsere Fähigkeiten und Wesensmerkmale erkennen und ihnen treu sein. »Authentisch« wird oft mit »echt« übersetzt. Ein Gemälde kann beispielsweise authentifiziert werden – dann wird seine Echtheit überprüft. Zur sozialpsychologischen Authentizität gehören ein Bewusstsein der eigenen Stärken und Schwächen, Ehrlichkeit, Konsequenz und Aufrichtigkeit. Klingt gut.

Nur: Es geht ja gar nicht anders. Ich bin jetzt gerade so, wie ich bin. Ich könnte auch anders sein, bin ich aber nicht.

Ohne äußere Vorgaben

Ohnehin ist die Forderung, »man selbst« zu sein, nur eine weitere Erhöhung des Drucks, besonders zu sein. Denn ich selbst (und jede*r andere auch) bin zumindest besonders in dem Sinne, dass ich nicht identisch mit irgendjemandem sonst bin. Diese bloße Tatsache aber kann mit der Forderung nach Authentizität nicht gemeint sein, ebenso wenig wie mit dem angeblichen Wilde-Zitat. Sondern gemeint ist: Sei ehrlich, sei »typisch du«. Handele so, wie du es unüberlegt natürlicherweise tätest. Und sei genau in dieser Seinsform, die nur dir gegeben ist, besonders.

»Besonders« auf die implizit geforderte Weise (nämlich in bemerkenswerter Weise aus der Menge hervorzustechen) werden wir jedoch weder durch Authentizität noch durch den Versuch, unser wahres Ich zu verbergen. So lässt sich der Druck der Forderung »Sei besonders!« nicht lindern.

Als gezielter Ausdruck der unverstellten Persönlichkeit verstandene Authentizität ist zudem ein Luxus. Nur wer nicht aus Notwendigkeit den Anforderungen anderer gehorchen muss, kann es sich überhaupt leisten, »ganz er selbst« zu sein. Zugleich werden wir mit dieser Forderung auf uns selbst zurückgeworfen. Es gibt nichts Äußeres, was wir richtig machen könnten, sondern der *struggle* wird in unser Inneres verlagert. Wenn es nicht gelingt, authentisch zu sein, ist das unser ganz persönlicher Fehler, unser Versagen. Und, siehe Seite 145, wenn der Charakter oder die Persönlichkeit kritisiert wird statt einer Handlung, entsteht das unangenehme Gefühl der Scham, das wir möglichst vermeiden wollen. Also versuchen viele Menschen, »noch authentischer« zu sein, die Aufgabe also perfektionistisch überzuerfüllen.

Erst dazugehören, dann auffallen

Wir alle haben schon die Erfahrung gemacht, dass wir uns nicht einfach aufführen können, wie wir wollen – sozusagen »wie die Axt im Walde« –, wenn wir gemocht werden wollen. Und da alle Menschen sich belastbare soziale Beziehungen wünschen, kann Authentizität nicht bedeuten, dass wir einfach jederzeit tun, was uns gerade in den Sinn kommt. Eine echte Wahrhaftigkeit uns selbst gegenüber kann also nur darin bestehen, immer wieder abzuwägen, was uns wichtig ist und mit welcher Reaktion der Umwelt wir darauf rechnen. Unserem Selbst, das sich von allen anderen unterscheidet, werden wir gerecht, indem wir unsere ganz persönlichen Entscheidungen darüber treffen, wem wir welche Anteile unserer Persönlichkeit zeigen oder eben nicht. Wem wir was vorspielen oder auch nicht.

Die ständige Forderung, auf irgendeine Weise hervorzustechen, ist insofern eigenartig, als der Mensch ja ein Herdentier ist. Wir sind soziale Wesen, lange Zeit war die Zugehörigkeit zur Gruppe überlebensnotwendig. Und in der Gruppe ist Anpassung notwendig. Man tut, was die anderen tun, man mag, was die anderen mögen. Und genauso entwickeln wir Menschen uns: Jugendliche lösen sich aus dem Elternhaus, indem sie selbst gewählten Gruppen (Cliquen, Peers) beitreten, die definiert werden per Zugehörigkeit durch Ähnlichkeit. Erst später im Leben, wenn diese Anpassung gelungen ist, könnten wir überhaupt beginnen, uns über eine individuelle Abgrenzung auszeichnen zu wollen.

Doch die sozialen Medien laden in besonderer Weise dazu ein, eine authentisch wirkende Fassade, eine Art ideales Ich, zu kuratieren und zu präsentieren. Aber mit jedem geposteten Foto nimmt unser inneres Unwohlsein über die Diskrepanz zwischen Schein und Sein zu statt ab.

Das Konzept der Selbstverwirklichung beinhaltet zudem die Annahme, dass es ein Selbst gibt, welches auf irgendeine Weise realisiert werden kann, müsste, sollte. Als wären wir unfertig, wenn wir uns nicht bewusst entscheiden und aktiv formen. Dabei sind wir doch wohl auch vorher schon ein Selbst!

Wer ohne inneren Drang dem äußeren Druck zur Selbstverwirklichung folgt, weiß dementsprechend oft gar nicht, was da zum Ausdruck zu bringen wäre. Denn vorher war eigentlich alles okay. So wird aus der Möglichkeit, Einfluss auf das Ich zu nehmen, die Ausweichbewegung der Selbstdarstellung. Damit die anderen bloß nicht denken, man wäre nur unreflektiert irgendwie. Die Forderung erzeugt auf diese Weise manchmal eine vorher nicht vorhandene Unzufriedenheit, die jedoch durch bloßes Schauspiel nicht zu verringern ist. Die Lösung bestünde darin, zufrieden damit zu sein, wie wir sind. Also den Veränderungsdruck kritisch zu prüfen und individuell anzunehmen oder abzulehnen.

Umgang mit Widersprüchen

In der Forderung und in unserem Verlangen nach einer möglichst weitreichenden Kontrolle über die Entfaltung unseres Lebens, liegt die Annahme verborgen, es gäbe richtige und falsche oder zumindest bessere und schlechtere Wahlmöglichkeiten. Diese Annahme wäre nur haltbar, wenn ein Leben ohne Widersprüche möglich wäre. Also eines, das zumindest in sich vollständig logisch ist.

»Homo sapiens« heißt »verstehender / verständiger Mensch«. Damit gemeint ist, dass der Mensch auf eine ganz besondere Weise vernunftbegabt sei. Weil der Mensch ein Tier mit einem besonders großen Verstand ist, zöge er aus seinem umfassenden Wissen besonders vernünftige Schlüsse. So die Theorie.

In der Praxis kann jedenfalls nichts »vernünftig« sein, was einen inneren Widerspruch aufweist. Ich kann vernünftigerweise nicht der Überzeugung sein, mein Hund sei zugleich eine Katze. Ich kann auch nicht vernünftigerweise der Ansicht sein, Schnee wäre warm.

In einer anderen Welt wären vielleicht Hundkatzen vorstellbar, und das Wort »Schnee« könnte eine andere Bedeutung haben. Aber in dieser Welt ist Schnee kalt und ein Hund keine Katze. So gehen wir also davon aus: Was vernünftig ist, weist keine Widersprüche auf. Und was Widersprüche enthält, ist in irgendeiner Weise fehlerhaft. Der Begriff der »Vernunft« meint also so etwas wie »tatsachengeleitet« oder »der Wahrheit entsprechend«.

In der Mathematik stellt diese Auffassung sogar eine wichtige Grundlage der Beweisführung dar. Wenn ich beweise, dass das Gegenteil einer Annahme (die ich gern beweisen würde) falsch ist, dann muss die Annahme selbst richtig sein. Man nennt das eine »reducito ad absurdum«.

Doch in der Praxis kommen wir Menschen mit Widersprüchen erstaunlich gut klar. Wird uns vorgeworfen: »Schrei mich nicht so an«, schreien wir zurück: »ICH SCHREIE DOCH GAR NICHT!«, reduzieren danach aber doch die Lautstärke. Werden wir aufgefordert: »Sei spontan«, ist das natürlich in dem Moment nicht umsetzbar (denn es wäre nicht spontan), aber wir wissen, was gemeint ist. Nämlich, dass wir öfter im Leben mal spontan sein sollen. Wir können auch problemlos morgens früh vor der Arbeit Sport machen wollen – und es dann nicht tun. Wir können abnehmen wollen, aber ein Eis essen. Wir können unfreundlich zu jemand sein, den wir sehr schätzen. Und freundlich zu Menschen, die wir nicht ausstehen können.

Wir sehnen uns nach Widerspruchsfreiheit (= einer kontrollierten, vorhersehbaren Umgebung) und scheitern doch täglich an diesem Anspruch. Weil wir fehlbar sind, launisch, uneinsichtig, menschlich. Das echte Leben ist voller Widersprüche. Sie stellen einen Antrieb des Fortschritts dar, eine Motivation zur Reflexion.

Ich wage die These: Menschen können nicht frei von Widersprüchen leben. Wir können diese Widersprüche bei uns und anderen nur verständnisvoll unter die Lupe nehmen und entscheiden, mit welchen wir leben wollen und mit welchen nicht. Wir müssen uns darin üben, im Spannungsfeld dieser Inkonsequenz zu agieren.

Alles, immer

Ständig wird der zunehmende Stress in unserer Gesellschaft beklagt. Doch Anstrengung als solche ist für Menschen gar kein Problem. Im Gegenteil: Wer keinerlei Anstrengung ausgesetzt ist, fühlt sich oft nutzlos, schlapp, unmotiviert.

Anforderungen, die wir erfüllen können, werden als positiver Stress empfunden. Sie sorgen für die Erfahrung: Ich kann etwas. Das Leben ist, darin sind sich Soziologen weitgehend einig, heute nicht anstrengender als früher. Es ist auf eine andere Weise anstrengend. Früher war die Arbeit hart und lang. Aber es gab Zeiten der Arbeit und Zeiten der Freizeit. Heutzutage ist Arbeit häufig entgrenzt. Tag und Nacht trudeln Nachrichten ein von Kolleg*innen, die irgendwann irgendwo arbeiten. Und in der modernen Welt leisten wir erstens öfter nur einen kleinen Anteil für ein großes Projekt, zweitens wechseln Menschen häufiger als früher das Projekt, und drittens überlagern sich die Projekte oft zeitlich. So wird es immer schwieriger, einen Moment des Erfolgs zu erleben. Wir können keine Ziellinie mehr erreichen, weil es gar keine mehr gibt. Es ist alles eine große Arbeitssuppe. Dieser Effekt wird noch verstärkt durch die Tatsache, dass kaum jemand mehr das Ergebnis der eigenen Anstrengung je in Händen hält. Die meisten von uns können keinen persönlichen Bezug zum Arbeitsergebnis mehr erfahren. Das ist frustrierend und trägt zur Entfremdung bei.

Ähnlich sieht es mit dem Privaten aus. Das hatte früher im Job nichts verloren, oft waren die Arbeitenden auch nur schwierig erreichbar. Heute lesen wir in den zwei Minuten vor dem Meeting noch schnell fünf private Nachrichten. Das ist praktisch, aber eben auch: entgrenzt. Alles ist immer da, und alles kommt in ähnlicher Form, nämlich als Eintrag auf der (imaginären) To-do-Liste.

Eine gesunde Anforderung ist erfüllbar. Wir müssen wissen, wann die Aufgabe erledigt ist. Es muss klar sein, woran man das erkennt.

Wird aber der Horizont nie sichtbar, dann laufen wir gefühlt auf der Stelle. Und wenn wir schneller laufen, kommen wir trotzdem nicht voran – eine kuriose Entkopplung, die wir meist nicht bewusst wahrnehmen (weil der Alltag uns von so viel Reflexion ablenkt).

Ob psychische Erkrankungen in den letzten Jahren tatsächlich zugenommen haben oder ob sie nur häufiger diagnostiziert werden, ist umstritten. Sicher ist, dass viele Menschen leiden. Unter Stress, unter Überforderung, unter Ängsten. Sie alle versuchen, ihren Alltag oder Teile dieses Alltags zu kontrollieren, und scheitern daran in schmerzhaftem Ausmaß.

Dagegen helfen nicht noch mehr Psychopharmaka, dagegen hilft nur eine Neubewertung des eigenen Verhaltens. Die kulturelle Selbstwahrnehmung zeigt eindeutig, dass wir uns vom Leben überfordert fühlen. Ein Warten darauf, dass die wirtschaftlichen und gesellschaftlichen Umstände sich ändern, ist unzumutbar. Eine Lösung der Problematik im Privaten ist nicht möglich, aber eine Linderung vielleicht schon. Wir müssen sanfter mit uns selbst umgehen, um Kraft zu sammeln für die Mitarbeit an notwendigen gesellschaftlichen Veränderungen.

Das kann bedeuten, sich im Job freundlich, aber bestimmt besser abzugrenzen. Es kann heißen, die Kinder nicht mit jedem nur denkbaren Kurs zu »fördern« und schon früh auf pausenlose Leistung zu drillen. Sondern sich mit dem Mut zur Lücke für eine Auswahl zu entscheiden. Selbstfürsorge kann auch in einer dringend notwendigen Pause bestehen oder in der Inangriffnahme einer ewig aufgeschobenen Weiterbildung. Was zu tun ist, ist individuell.

International war nicht umsonst in den letzten Jahren der Trend zurück zur Trennung durch Grenzen, Mauern oder politische Maßnahmen erkennbar. Wir sind kollektiv überfordert. Doch wir verschließen uns an den falschen Stellen, nämlich dort, wo es möglich ist, und nicht dort, wo es nötig wäre.

Wir alle sind unweigerlich Teil der Gesellschaft. Selbst wer akut den Eindruck hat, bundesweit wenig ausrichten zu können, hinterlässt doch Spuren im Alltag. Wenn wir uns trauen, die eigene Haltung sichtbar werden zu lassen, können sich andere damit auseinandersetzen und folgen vielleicht unserem Beispiel. So hat das Private, wenn es nicht verheimlicht wird, sehr wohl eine Auswirkung auf das Politische. Gut so!

Auf diese Weise werden erste Silberstreifen am Möglichkeitshorizont sichtbar. Doch zuerst müssen wir genauer verstehen, warum sich das Misslingen der eigenen Kontrollversuche eigentlich so extrem unangenehm anfühlt. Darum geht es im Folgenden.

4

OHNMACHTSGEFÜHLE

Warum sich das Scheitern unserer Kontrollbemühungen so schlimm anfühlt

Angeblich wurden in echte Orientteppiche immer absichtlich Fehler eingewebt, um nicht versehentlich Gotteslästerung zu begehen in dem Bemühen, fehlerlos zu arbeiten. Wer dieses Problem jedoch nicht hat und der Ansicht ist, mehr Kontrolle sei eben besser, scheitert bei jedem Nachlassen immer gleich grundsätzlich und vollumfänglich. Ein Fehler oder eine Erkrankung sind dann nicht Pech, sondern ein Charakterdefekt. Und dieser Angriff auf die Persönlichkeit triggert Schamgefühle.

Richtig ist, dass wir auch unseren Alltag – unsere Gesundheit, unser Wohlbefinden, unsere Persönlichkeit oder auch unsere Finanzen – heute oft in einem Maße beeinflussen können, von dem unsere Eltern oder Großeltern keine Ahnung hatten. Das ist natürlich erfreulich. Aber zugleich haben wir damit auch verlernt, Dinge anzunehmen, die einfach nicht so gelaufen sind, wie wir es erhofft haben.

Die vielen Facetten der Identität

Wer oder was wir sind – was wir als unsere Identität verstehen – ist für viele Menschen eine Kernfrage. Insbesondere geht es darum, ob und, wenn ja, in welchem Umfang wir für die eigene Identität verantwortlich sind oder sein können.

Ist es möglich, nicht nur Einfluss darauf zu nehmen, wie wir uns verhalten, sondern auch wer wir sind? Zumindest teilweise scheint das möglich. Okay. Und wenn dem so wäre: Wären wir dann auch verpflichtet, diesen Einfluss auszuüben? Oder könnten wir uns auch entspannt zurücklehnen und das Leben seinen Lauf nehmen lassen?

Mithilfe dieser Überlegung trennen wir das, was uns unveränderlich gegeben ist, von dem, was wir beeinflussen können. Was wir nicht ändern können, dafür dürfte man uns eigentlich auch nicht verantwortlich machen. Beschwerden wie: »Du bist zu klein (oder zu groß)«, über die Hautfarbe oder über gewisse biografische Eigenarten, wie die Sprechweise, der Blick, die Haltung, ein grundlegendes Ver- oder Misstrauen, wären dann unberechtigt. Vorgeworfen kann uns doch wohl nur das werden, was in unserer Macht liegt. Ich kann sehr wohl etwas daran ändern, wie laut ich Suppe schlürfe. Oder ob ich die Augen verdrehe, wenn jemand etwas sagt, was mir missfällt. Aber kann ich auch aufhören »zu laut zu atmen« (ein beliebter Vorwurf in der Paartherapie)?

Unsere Identität setzt sich aus Fremd- und Selbstzuschreibungen zusammen. Vielleicht halten andere mich für klug, ich mich aber für dumm. Dann ist wohl beides Teil meiner Identität. Dasselbe gilt analog für Schönheit, Expertise, Talent usw.

Fremd- und Selbstzuschreibung können natürlich auch identisch sein.

Ein weiteres Rätsel der Identität besteht darin, dass wir sie einerseits als feststehend betrachten: Ich bin immer noch dieselbe Person, die ich mit drei war (das ist die sogenannte »diachrone Identität«). Andererseits habe ich mich offensichtlich seitdem verändert – ich bin in die Höhe wie auch in die Breite gewachsen, habe Erfahrungen und Wissen gesammelt, Meinungen ausgebildet und verworfen. Mein Aussehen hat sich verändert. Ich kann mich an manche Erlebnisse meines »früheren Ichs« erinnern, andere habe ich vergessen. Ich könnte aber auch an Demenz leiden oder hätte sogar unter bestimmten Bedingungen das Geschlecht wechseln können. Das sind Fälle, in denen in gewissem Maße von einer Veränderung der Identität gesprochen werden kann. Und doch ist klar: Die Person im Inneren des Körpers ist noch dieselbe wie zuvor (dies wird als »psychische Identität« bezeichnet).

Die Frage ist zudem, worin und inwieweit unsere Identität sich zeigt. Wenn ich ein Verlangen habe, dem ich jedoch nie nachgebe, ist es doch trotzdem ein Teil von mir – auch wenn niemand außer mir das weiß. Daher gehen wir davon aus, die Identität sei im Selbst begründet: Wie ich bin, lässt mich wünschen, denken und handeln. Meine Sicht auf mich selbst ist eine Mischform aus einer Innen- und einer Außensicht. Dazu kommt die Perspektive der anderen. Eine Identität ohne diese Wahrnehmung(en) scheint nicht möglich. Zumindest die Eigenbeobachtung ist erforderlich. Ein Mensch in Einsamkeit hat dennoch eine Identität.

Das hieße dann allerdings umgekehrt: Hätte beispielsweise

ein Vogel keine reflektierte Wahrnehmung seines eigenen Seins, dann verfügte er auch nicht über eine Identität. Wer Haustiere hat, weiß, dass in dieser Annahme irgendwo der Wurm drin ist.

Das Ich übernimmt Verantwortung

Auf alle Fälle macht das Selbstverständnis uns verletzbar. Wenn ich mich für einen guten Koch halte, lässt es mich nicht kalt, wenn die Teller der Gäste halb voll bleiben. Wenn ich mich für einen guten Mensch halte, bin ich angreifbar durch Moralkritik. Ich identifiziere mich freiwillig mit der moralischen Gemeinschaft und deren Normen. So führt der Weg von der Identität zur Moral und zu einem Bewusstsein für richtiges und falsches Handeln.

Die Identität geht auf diese Weise über ein »Ich« hinaus, weil es immer auch die anderen einbezieht. Fasst man sich als etwas auf, als Koch, als Erzieher, als Minister, als Elternteil, so gehört zwingend das Selbstverständnis dazu, die jeweilige Aufgabe gut ausführen zu können. Eine Selbstwahrnehmung als »schlechter Koch« ist keine Teilmenge von »ich bin Koch«.

Unsere Identität entwickelt und verändert sich somit immer wieder dadurch, dass wir die Standpunkte anderer wahrnehmen und uns von diesen überzeugen lassen oder abgrenzen. Will ich so sein, wie es andere von mir erwarten? Will ich mich auf eine bestimmte Weise verhalten, damit andere etwas Bestimmtes von mir denken? Will ich einen Kochkurs belegen, damit ich nicht nur selbst finde, dass ich ein toller Koch bin, sondern dies auch von den anderen gespiegelt bekomme? Oder bin ich bereit, damit zu leben, dass ich mein Essen klasse finde, aber integrieren muss, dass es anderen offenbar eher nicht so schmeckt?

Wir können sinnvollerweise nur verantwortlich sein (wollen) für das, was wir beeinflussen können. Und wir können keine Verantwortung tragen für das, was wir nicht beeinflussen können – daher kann es auch nicht Teil unserer Identität werden.

Eine wahre Binse: weniger ist mehr

Die meisten Menschen wissen mittlerweile, dass Ruhe und Lockerlassen wichtig sind. Warum hektiken wir dann alle weiter vor uns hin? Zumal die Lebenserwartung stetig zunimmt; wir also immer mehr Zeit zur Verfügung haben.

Wir leben länger und sind gesünder. Und zugleich fühlen wir uns erschöpft und überfordert wie nie zuvor. Vielleicht, weil wir immer mehr in das Leben hineinstopfen wollen. Immer mehr konsumieren und erleben. Wir unterwerfen unseren Alltag der Wachstumslogik des Kapitalismus. Schon Stillstand wäre Tod – fürchten wir. Dabei brauchen die menschlichen Nervenzellen auch Pausen. Diese werden als »Refraktärzeit« bezeichnet. Vom Sport und vom Sex kennt jede*r das Phänomen: zwischen zwei Höhepunkten brauchen wir eine Ruhephase. Deren Dauer ist individuell unterschiedlich nach Alter, Trainingszustand, aktueller Befindlichkeit. Aber ohne geht es nicht.

In der Musik und auf der Theaterbühne kann Innehalten oder Stille eine große Macht entfalten. Auf Bildern ist der Freiraum oft genauso wichtig wie das Dargestellte.

Doch statt einem Gesprächspartner zuzuhören, bereiten wir schon unsere clevere Gegenrede vor. Und wer im Meeting als Erster loströtet, wirkt entschlossen. Dieser allgegenwärtige Aktionismus kostet auf den ersten Blick sogar weniger Kraft als das Ertragen scheinbar unproduktiven Stillstands. Er vermittelt anderen und auch uns selbst den Eindruck, alles im Griff zu haben. Dabei liegt die Kraft, wie wir wissen, doch in der Ruhe. Schwer auszuhalten und doch wahr.

Ein dickes, fettes »Selber schuld!«

Verantwortung hat einen schlechten Ruf. Wenn von Verantwortung die Rede ist, wird meist ein*e Schuldige*r gesucht. Verantwortung kann also nur Diejenige haben, die es auch hätte anders machen können. Oder Derjenige, der dafür hätte sorgen können, dass es anders kommt.

Kontrolle ist somit die Voraussetzung für Verantwortung. Und Verantwortung ist das Ergebnis erfolgreicher Kontrolle. Wenn wir etwas unter Kontrolle haben, bestimmen wir, was herauskommt – und sind damit automatisch dafür verantwortlich.

Insofern ist es durchaus eigenartig, dass Kontrolle so positiv und Verantwortung so negativ gesehen werden.

Zumal es ja genau das ist, was uns nach Kontrolle streben lässt: Das Bemühen darum, nicht mehr anderen die Verantwortung für unser Befinden zu überlassen, sondern diese selbst zu übernehmen.

Genau deshalb ist es aber auch so schmerzhaft, wenn es uns nicht gelingt, Kontrolle auszuüben. Denn wer etwas kontrollieren könnte, das aber nicht tut, hat ebenfalls die Verantwortung. Solange wir also davon ausgehen, eine bestimmte Situation ließe sich kontrollieren, ergibt sich daraus ein dickes fettes »Selber schuld!«.

Diesen Selbstvorwurf können wir nur entkräften, indem wir klären, ob wir überhaupt die Möglichkeit gehabt hätten, Kontrolle auszuüben. Und diese Frage ist nicht immer so leicht zu beantworten.

Nehmen wir mal einige gängige Problemfelder: Berufswahl, Gehalt, Wohnort, Partnerschaft, Familienstand, Gesundheit. Natürlich ist der aktuelle Stand zumindest teilweise auf unsere eigenen Entscheidungen zurückzuführen. Aber in den meisten Fällen waren die Faktoren, die jetzt zu unserer Zufriedenheit oder Unzufriedenheit führen, nicht absehbar. Es stand nicht in unserer Macht, das Ergebnis umfassend zu kontrollieren. Wie der Job wirklich läuft, lässt sich im Vorstellungsgespräch allein nicht klären, das muss man erleben. Ob die Kollegin oder doch wir befördert werden und mehr Verantwortung und Gehalt bekommen, entscheiden letztlich andere. Eine Schwangerschaft lässt sich nicht erzwingen. Mit Pech rutscht man auf Glatteis aus, bricht sich beide Ellenbogen und muss ein paar Monate mit dem Leben aussetzen.

Die Gleichsetzung einer bewussten (= kontrollierten) Entscheidung mit der vollen Verantwortung für alle noch so entfernten Folgen ist also fehlerhaft. Diese Denkfigur verwenden wir zwar gern, wenn wir jemand anderem Vorwürfe machen wollen. Doch eigentlich ist klar: Verantwortlich kann ich nur für Konsequenzen sein, von denen ich wusste oder zumindest hätte wissen können.

Nun gibt es natürlich Fälle, in denen jemand in bester Absicht handelt und trotzdem juristisch oder moralisch verantwortlich ist für ein darauffolgendes Problem. Genau darauf basiert die Begriffsverwirrung.

Mit unserem Kontrollwunsch wollen wir ja nicht in erster Linie (negative, vielleicht sogar strafbare) Verantwortung vermeiden, sondern wir wollen im positiven Sinne Verantwortung für unser eigenes Leben und die Ergebnisse unseres Handelns übernehmen. Das ist jedoch nur möglich, so weit unsere Vorstellung potenzieller Konsequenzen reicht. Und das ist oft nicht weit.

Daher sind wir frustriert, wenn am Ende nicht herauskommt, was wir gerne gehabt hätten. Dabei war es unmöglich abzusehen, wie die Sache ausgeht. Und es hätte aufgrund aller möglicher äußerer Umstände auch ganz anders kommen können.

Wir bilden uns ein, das ganze Leben wäre eine Abfolge von Ursache und Wirkung, und wer – wie Sherlock Holmes – richtig deduziert, erzielt die besten Ergebnisse. Doch die Welt ist so nicht.

Unser Ärger über die ausbleibenden Ergebnisse unserer Kontrollanstrengungen ist dieser falschen Überzeugung geschuldet. Der Annahme, dass es möglich wäre, die Folgen jeder Handlung zuverlässig vorherzusagen. Und zwar nicht nur die unmittelbaren Folgen, was schon unrealistisch genug ist. Sondern alle und für immer.

Geht leider nicht. Aber es fühlt sich trotzdem so an, als wären wir zu dumm und nur deshalb gescheitert. Dabei liegt diesem Frust eben nur eine fehlerhafte Verwendung des Begriffs »Verantwortung« zugrunde. Der Wunsch nach einer Minimierung von Risiken und einer Maximierung von Chancen ist verständlich, aber unerfüllbar. Machbar ist hingegen eine bessere Abwägung von Chancen und Risiken – indem wir vorab genauer klären, was wie beeinflussbar ist oder auch nicht und ob der Aufwand sich lohnt.

Verantwortlich durch Zeit und Raum

Ähnlich verhält es sich mit der Frage, wie weit unsere Verantwortung reicht in einer Welt, in der alles mit allem zusammenhängt. Ist mein Tun der Schlag eines Schmetterlingsflügels, der eine halbe Welt weiter einen Sturm auslöst? Reicht Verantwortung quer durch Zeit und Raum?

Intuitiv tun wir uns schwer mit der Übernahme von Verantwortung für das Tun oder Unterlassen früherer Generationen. Wir haben das Unrecht schließlich nicht persönlich begangen. Verhandelbar mag sein, in welchem Umfang Reparationsleistungen oder Ausgleichszahlungen erbracht werden sollten. Aber »irgendwann« ist Schluss mit der Verantwortung. Spätestens bei Zeiträumen, die eine saubere Dokumentation und Argumentation unmöglich machen.

Anders ist es mit der Verantwortung für kommende Generationen. Selbst wer keine Kinder hat, darf wohl kaum sagen: nach mir die Sintflut. Es war nicht nur eine agrarwissenschaftliche, sondern vor allem auch eine kulturelle Leistung, nicht die gesamte Ernte zu verzehren, sondern die letzten Körner für die nächste Aussaat zu bewahren. Analog erscheint es nach dem heutigen Kenntnisstand unmoralisch, die Ressourcen der Welt vollständig zu verbrauchen.

Die geografische Reichweite von Verantwortung scheint leichter zu klären als die temporale. Je eindeutiger die Auswirkung meines Handelns, desto größer meine Verantwortung. Das ist nicht zwangsläufig eine Logik der kurzen Wege. Skrupellose Fast Fashion kann unmittelbar Ursache von viel Elend auf der anderen Seite der Welt sein. Vorschlag zur Güte: Um mit unseren endlichen Ressourcen möglichst viel zu reißen, wäre es sinnvoll, zuerst die Entscheidungen und Verhaltensweisen zu ändern, bei denen die Nachteile für einen selbst oder andere offensichtlich sind. Danach kann man sich immer noch mit den unklaren Fällen beschäftigen.

Freiheit, die ich meine

Einfache Entscheidungen treffen wir meist spontan und ohne weitere Überlegung. Dennoch können wir auf sie Einfluss nehmen, indem wir sie bewusst untersuchen. Häufig gehen sie auf Grundsätze oder Gewohnheiten zurück, die wir verändern können. Wie die Entscheidung, Chips zu essen, wenn wir uns vor den Fernseher setzen. Oder im Supermarkt das Obst in Plastiktüten zu packen, statt in ein wiederverwendbares Netz.

Komplexere oder uneindeutige Entscheidungen fordern mehr Einsatz. Wir müssen abwägen. Bei einem Autounfall reflexartig in Sekundenbruchteilen. Wenn wir das Zimmer anders streichen wollen oder eine*n neue*n Mitarbeiter*in auswählen, haben wir theoretisch unbegrenzt viel Zeit. Egal ob schnell oder langsam, in beiden Fällen ist das Ergebnis nicht vorgegeben. Es besteht sogar die Möglichkeit, dass wir mehr oder weniger zufällig entscheiden. Wir kennen das von Bahnsteigen oder aus Supermärkten. Wenn wir dort jemandem ausweichen, dann vielleicht einmal nach links, das nächste Mal nach rechts. Ebenso hätten wir uns vielleicht einen Tag später für eine andere Wandfarbe entschieden. Und ob der/die neue Mitarbeiter*in wirklich die beste Wahl war, werden wir nie wissen (weil wir nicht in zahllosen Paralleluniversen zahllose Alternativkolleg*innen einstellen können).

Dennoch tragen wir die Verantwortung für unser Handeln und seine Konsequenzen.

Bei Künstlicher Intelligenz (s. auch S. 133) ist das anders. Sie »entscheidet« gemäß strenger Vorgaben. Sie entscheidet also eigentlich gar nicht, sondern befolgt nur Regeln. Und zwar auch dann, wenn diese Regeln von ihr selbst entwickelt werden und sich nicht mehr eindeutig nachvollziehen lassen.

Das bedeutet, dass KI weder über Intelligenz noch eine Persönlichkeit verfügt, so wie wir diese Begriffe in Bezug auf uns Menschen verstehen. Und deshalb kann sie auch keine Verantwortung für ihr Handeln übernehmen.

Totstellen ist auch keine Lösung

Aus der *Möglichkeit*, Entscheidungen zu treffen und Verantwortung zu übernehmen, folgt allerdings ein gewisser Druck. Was, wenn keine Handlungsoption vielversprechend erscheint? Wie sollen wir umgehen mit Problemen, die uns zu groß erscheinen oder gar unlösbar? Oder bei denen man jedenfalls nicht begründet abschätzen kann, welcher Weg der sinnvollere ist? Das ist Alltag: Terrorismus, Klimakrise, die Regulierung Künstlicher Intelligenz, Migration – alles relevante Problemthemen, bei denen klar ist, dass sie unsere Zukunft und die unserer Nachkommen beeinflussen werden. Und im Gegensatz zur Entscheidung für eine Wandfarbe oder eine*n einzelne*n Miterbeiter*in ist es hier keineswegs beliebig, wie wir uns entscheiden oder was wir tun. Aber die Situationen sind zu unübersichtlich – oder zu weit fortgeschritten –, als dass es noch einigermaßen offensichtliche Handlungsoptionen gäbe.

Was also tun? Für viele sind solche Situationen Anlass zur Ohnmacht. Wenn man nicht wissen kann, was zu tun ist, kann man es genauso gut ganz lassen. Am besten also keine Kinder mehr kriegen und auch nicht mehr vor die Tür treten. Das beste Argument gegen diese ablehnende Passivität ist meiner Ansicht nach nicht so sehr der mögliche Nutzen des eigenen Tuns. Sondern dass dieses Kopf-in-den-Sand-stecken sich schlicht mies anfühlt. Es geht uns selbst besser, wenn wir versuchen, eine möglichst gute oder zumindest die am wenigsten schlechte Position einzunehmen. Niemand muss deshalb zur Aktivistin oder zum Aktivisten werden. Mit vollem Einsatz aussichtslose Kämpfe zu führen ist der Stoff, aus dem Actionfilme sind. Aber es fühlt sich subjektiv besser an, sich »irgendwie« zu verhalten, als überhaupt nicht. Wir erlangen damit nur wenig Kontrolle über eine nahezu unkontrollierbare Situation. Aber wir leben aktiv unsere Freiheit.

Um sinnvolle Optionen zu wählen, müssen wir uns Gedanken darüber machen, was sich in welchem Umfang beeinflussen lässt. Davon handelt das nächste Kapitel.

5

ENTSCHEIDUNGSHILFE

Woran wir erkennen können, was sich ändern lässt und was nicht

Viele Gegebenheiten lassen sich ganz offensichtlich nicht ändern. Die Frage ist nur, wie wir uns mit ihnen arrangieren. Oder was wir dennoch ändern könnten. Lange habe ich mich zum Beispiel über den Regen in Hamburg geärgert (liegt aber nicht in meiner Macht). Dann bin ich wenigstens dazu übergegangen, mich darüber zu ärgern, dass ich hier wohne (Umzug läge in meiner Macht, war mir aber faktisch den Aufwand nicht wert). Es hat lange gedauert, bis ich anerkennen konnte, dass ich zwar umziehen könnte, aber nicht umziehen will. Den Regen finde ich immer noch nicht toll. Aber ich arbeite mich nicht mehr so daran ab.

Um wieder handlungsfähig zu werden, müssen wir also erstens erkennen, was tatsächlich außerhalb unserer Macht liegt. Aber zweitens eben auch, wie viel innerhalb unserer Macht liegt.

Wir neigen jedoch dazu, uns die unterschiedlichsten Sorgen kreuz und quer durcheinander zu machen. Wichtige und unwichtige, wahrscheinliche und unwahrscheinliche, berechtigte und unberechtigte. Zu selten halten wir mal inne, um die Szenarien zu bewerten. Oft kommen uns auch persönliche Vorlieben und Abneigungen ins Gehege. Nichtschwimmern erscheint eine Bootsfahrt bei kräftigem Wind vermutlich besonders gefährlich. Und wer viel Wert auf Prestige legt, bangt vielleicht schneller um den Job bei einem international bekannten Konzern.

Daher ist es sinnvoll, sich einmal mit der Bewertung von Risiken zu beschäftigen. Ein eindrucksvolles Beispiel dafür ist die Frage, wie viel ein Menschenleben wert ist – in Euro und Cent.

Sind zwei Leben mehr wert als eins?

Da sträuben sich vielen erst einmal die Nackenhaare, zumal wir in den letzten beiden Jahren kollektiv viele Einschränkungen in Kauf genommen haben, um eben nicht die wenigen letzten Lebensjahre einer krebskranken Oma mit den vielen bevorstehenden eines Jugendlichen verrechnen zu müssen. Jedes Leben ist gemäß dieser Sichtweise gleich viel wert, unbeschadet aller individuellen Umstände. Wichtiger noch: Auch unterschiedlich viele Leben lassen sich nicht gegeneinander verrechnen. Darum dreht sich unter anderem die Diskussion über selbstfahrende Autos: Ist es bei einem unvermeidbaren Unfall besser, das Auto darauf zu programmieren, drei alte Opas zu überfahren oder ein junges Mädchen? Zwei Ladendiebe oder einen Bankenchef? Sollte das Auto lieber gegen die Wand donnern und seinen Fahrer opfern oder eine halbe Kindergartengruppe auf der gegenüberliegenden Straßenseite niedermähen? (Und würden Sie sich ans Steuer eines Autos setzen, das bereit ist, unter präzise definierten Umständen seinen Fahrer zu töten?) Darf man ein entführtes Passagierflugzeug abschießen und 300 Fluggäste töten, um 5000 Fußballfans in dem Stadion zu retten, auf das die Maschine zusteuert? Ändert sich die Einschätzung, je nachdem, ob Nobelpreisträger oder Asylsuchende an Bord der Maschine sind?

Das ist starker Tobak. Im Alltag müssen die wenigsten von uns sich je mit solchen Abwägungen beschäftigen. Geraten wir in einen unvermeidbaren Unfall, reißen wir irgendwie das Steuer herum, und am Ende ist irgendetwas passiert. Niemand, uns eingeschlossen, kann vorher wissen, wie es ausgeht. Wer wofür verantwortlich ist, oder auch nicht, muss hinterher rekonstruiert werden. Autonom fahrende Auto muss man jedoch im Voraus programmieren. So weiß man genau, wie es ausgeht – hat aber Schwierigkeiten festzustellen, wer verantwortlich ist: der Programmierer, der Autohersteller, der Fahrer, der Vorgesetzte des Programmierers, der Geschäftsführer der Autofirma, die Aktionäre oder niemand, sofern die Programmierung rechtskonform war?

Intuitiv neigen wir also dazu, jedem Leben den Wert »unendlich« zuzuschreiben. Und zwei Menschen sind dann eben nicht »doppelt unendlich« viel wert, sondern auch nur unendlich viel, also genauso viel wie einer.

Wissen, was wir nicht wissen (können)

Diese Sichtweise hilft uns in vielen Fällen weiter. Sie bringt aber nichts, wenn es nötig ist, einen finanziellen Ausgleich für den Tod eines Menschen festzulegen. Genau das müssen Versicherungen aber tun. Einerseits extern, andererseits intern. Extern, weil in bestimmten Fällen an die Angehörigen vorher zu kalkulierende Summen ausgezahlt werden. Zum Beispiel von einer privaten Lebensversicherung oder auch bei einem Unfall. Intern, weil die Versicherungen kalkulieren müssen, unter welchen Umständen wie viele Menschen zu Tode kommen und mit welcher Wahrscheinlichkeit welche Summen ausgezahlt werden müssen.

Mathematisch ist das erst mal nicht viel anders als die Berechnung des Werts eines Loses bei einem Gewinnspiel. Hier ein sehr stark vereinfachtes (unrealistisches) Beispiel:

- Sie legen zehn Lose in ein Glas, fünf mit der Aufschrift GEWINN, fünf mit der Aufschrift NIETE.
- Jedes Los kostet 1 Euro. Der Gewinn beträgt 2 Euro (wie gesagt, das Beispiel ist vereinfacht und unrealistisch).
- Kauft jemand nun ein Los, hat sie oder er eine 50-50-Chance, zu gewinnen oder zu verlieren. Weil genau die Hälfte der Lose Gewinne und die andere Hälfte Nieten sind.
- Man erhält also pro Los mit 50-prozentiger Wahrscheinlichkeit 2 Euro und mit 50-prozentiger Wahrscheinlichkeit 0 Euro.
- Im Durchschnitt bekommt man damit pro Los 1 Euro ausgezahlt (½ Mal 0 Euro und ½ Mal 2 Euro = 1 Euro)

- Kauft jemand alle 10 Lose, zahlt sie oder er 10 Euro und gewinnt 5 Mal 2 Euro (also 10 Euro) und 5 Mal 0 Euro, insgesamt also 10 Euro.
- Deshalb wäre es nicht sinnvoll, das Spiel so anzubieten, weil man keinen Gewinn macht.
- Wären aber nur zwei Lose Gewinne und acht Nieten, sähe es anders aus. Dann läge der Wert jedes Loses nur bei 0,40 Euro. Denn insgesamt werden 2 Mal 2 Euro ausgezahlt (also 4 Euro Gesamtgewinn) und 8 Mal 0 Euro.
- Anders gesagt: Der Anbieter kassiert unter den veränderten Bedingungen für alle 10 Lose 10 Euro, muss dann an den Käufer aber nur 4 Euro wieder auszahlen und macht 6 Euro Gewinn.

Auf diese Weise kann man den (monetären) Wert von allen möglichen Wahrscheinlichkeiten und Risiken ausrechnen. Aber nur, wenn die Dinge einen Preis haben.

Ein KfZ-Versicherer kann die Unfallstatistik heranziehen und die Gesamtschadenssumme als Durchschnitt auf die Zahl der zugelassenen Autos umlegen. Dann muss jede*r Kund*in etwas mehr einzahlen, als im Durchschnitt ausgezahlt wird.

Eine Elementarschadenversicherung (gegen Sturmschäden, Hochwasser usw.) hat es da schon schwerer. Denn die zu versichernden Schadensereignisse (Jahrhunderthochwasser, Sturmfluten, Tornados) treten zu selten auf, um gut berechenbar zu sein. (Das ändert sich durch den Klimawandel gerade und setzt die Versicherer erheblich unter Druck.)

Wie viele Menschen im kommenden Jahr eine Depression kriegen, einen Fahrradunfall haben, ihr Handy verlieren, bestohlen werden oder an Krebs sterben, lässt sich recht gut aus den Zahlen der Vergangenheit und der Entwicklung der Bevölkerungszahlen berechnen. Wie viele Überflutungen es im kommenden Jahr geben wird, ist weit schwerer zu schätzen.

Zudem müssen wir zwischen dem Preis und dem Wert der verlorenen oder zerstörten Gegenstände unterscheiden. Der (Wiederbeschaffungs-)Preis ist einfach ermittelt. Der *Wert* dieser Dinge hingegen kann ein ganz anderer sein. Brennt das Elternhaus ab, ist der materielle Schaden einigermaßen leicht zu errechnen, der immaterielle, emotionale Schaden hingegen nicht. Manche Dinge sind schlicht unersetzlich: Familienschmuck, Fotoalben, der erste Zahn, eigentlich alles von sentimentalem Wert. In der Tendenz lässt sich sagen, dass die Gegenstände, die wir am meisten vermissen, die geringste Schadenssumme ausmachen. Für das durchnässte Fotoalbum gibt es vielleicht noch einen Zehner von der Versicherung, der erste Zahn hat gar keinen materiellen Wert.

Versicherbar sind solche Dinge trotzdem, aber nur über individuelle Vereinbarungen. Der Hintern von Jennifer Lopez war zeitweise mit 27 Millionen Dollar abgesichert. Da musste sich irgendwo ein Versicherungsmathematiker hinsetzen und überlegen: Wie hoch erscheint uns das Risiko einer Beschädigung dieses Pos? Und wie viel müssen wir im Monat an Beitrag kassieren, um dieses Risiko eingehen zu wollen? Es ist im Grunde wie bei dem Los-Beispiel von oben: Wie viele Lose müssen Gewinne und wie viele Nieten sein? Wie hoch muss der Gewinn sein? Und wie teuer dürfen die Lose sein, damit ich mitspiele? (Wobei wir natürlich über unsere Glücksspielteilnahme fast nie derart rational entscheiden. Insbesondere sehr hohe Sonderpreise führen hierbei das menschliche Einschätzungsvermögen an der Nase herum.)

Gegenwart und Zukunft

All das waren aber nur die Vorüberlegungen zu der Frage: Was ist ein Menschenleben wert? Mit »unendlich« kommen wir hier nicht weiter. Nicht nur Versicherungen, auch Politiker müssen bei konkreten Entscheidungen genau diese »Bepreisung« vornehmen. Denn ihre Vorgaben müssen stets angemessen sein, und das gilt es zu begründen. Wenn zum Beispiel Schutzmaßnahmen für ältere Menschen, wie sie am Anfang der Corona-Pandemie eingeführt wurden, eine Abnahme des Bruttosozialprodukts mit sich bringen (im Lockdown wurde weniger gearbeitet und weniger konsumiert, also auch weniger verdient), dann hat diese Maßnahme faktisch einen bestimmten Preis. Nämlich genau die Summe, die weniger erwirtschaftet wird. Und es werden faktisch genau soundso viele Lebensjahre dadurch gerettet (auch wenn wir diese Zahl nie herausbekommen werden).

Prompt wurde diskutiert: Wie lange soll das so weitergehen? Wer soll die neu aufgenommenen Schulden bezahlen? Und was ist mit den immateriellen Schäden, die die Isolation bei jungen Leuten oder psychisch Kranken verursacht?

Wir sind nur bereit, Einschränkungen zu akzeptieren, wenn der Gewinn größer ist als unser Einsatz, die Kosten. Wir gehen im Regelfall nicht bei Rot über die Ampel, weil der Gewinn (nicht überfahren zu werden) größer ist als der Nachteil (kurz zu warten, bis es Grün wird). Wir nehmen auf den Ausflug die Regenjacke mit, weil der Gewinn (falls es regnet nicht nass zu werden und keine Erkältung zu bekommen) größer ist als der dafür nötige Einsatz (die Regenjacke im Rucksack zu tragen). Wir sparen für die Rente, weil der mögliche Gewinn (keine Altersarmut) größer ist als der Preis im Jetzt (etwas kleineres Auto, eine Reise weniger). Wir wägen also ständig ab, wofür wir unser Geld ausgeben, unsere Zeit, unser Interesse.

Wir vergleichen ständig Äpfel mit Birnen, eine mögliche Zukunft mit der Gegenwart. Keine*r von uns verhält sich im Leben optimal. Wer raucht, trinkt, salzt, zu viel isst oder zu wenig, zu viel schläft oder zu wenig, zu viel grübelt oder zu wenig, wer überhaupt vor die Tür geht, riskiert zukünftige Lebensjahre. Wir wägen also unsere möglichen Jahre mit 80 oder 90 gegen den Genuss (oder die Anstrengung) jetzt ab. Und niemand entscheidet sich immer für die Altersjahre. Denn das wäre ein freudloses Leben (und wer weiß, ob man das Alter, für das man spart, überhaupt erlebt).

Das bedeutet auch: Niemand betrachtet das eigene Leben jederzeit und grundsätzlich als wertvoller als alles andere. Wir geben also unseren späteren Jahren einen (ungenauen) Wert im Vergleich zur Flasche Rotwein heute. Wir neigen dazu, das Jetzt für wertvoller zu halten als die Zukunft. Daher die entsprechenden Verrechnungsangebote in den Diskussionen über selbstfahrende Autos: Sind zwei Omas so viel wert wie ein junges Mädchen? In welchem Verhältnis stehen Qualität und Quantität? Und was, wenn das junge Mädchen sich möglicherweise in zwei Jahren selbst das Leben nimmt?

Neun Millionen Dollar

1949 wollte das amerikanische Militär herausfinden, was ein Menschenleben wert ist. Es ging dabei nicht darum, wie viel Geld man in die Hand nehmen sollte, um einen Menschen zu retten. Sondern wie viel es kosten darf, einen Gegner zu töten. Das Ziel der US Air Force in diesem Planspiel bestand darin, mit einem begrenzten Budget und einer unzureichenden Anzahl an Flugzeugen bei einem nuklearen Erstschlag gegen die Sowjetunion möglichst großen Schaden anzurichten. Der erste Vorschlag der beauftragten Wissenschaftler bestand darin, möglichst viele US-Flugzeuge gleichzeitig loszuschicken, sodass die Russen nicht entscheiden könnten, welche Bomben an Bord hatten und welche nicht. Nachteil des Szenarios: Es maximierte nicht nur die Zahl der russischen Bombenopfer, sondern auch die der dabei ums Leben kommenden amerikanischen Piloten.

Es wurde deutlich, dass ein Entscheidungskriterium fehlte. Wie viel ein Flugzeug, ein Fallschirm oder auch mehr Flugunterricht kosteten, war leicht zu ermitteln. Aber wie viel war der Pilot wert? Solange diese Größe unbekannt war, ließen sich die unterschiedlichen Szenarien nicht miteinander vergleichen.

Kehrt man zu unserem stark vereinfachten Los-Beispiel vom Anfang zurück, so lässt sich der Durchschnittswert eines Loses nicht berechnen, wenn offen bleibt, wie hoch der Gewinn ist. Dann kann man aber auch nicht vernunftgeleitet entscheiden, ob es eine sinnvolle Idee ist, an der Lotterie teilzunehmen oder nicht.

Ein vergleichbares Problem trat auf bei Entschädigungszahlungen an die Hinterbliebenen bei Todesfällen in Industrieanlagen. Die Summen wurden meist auf der Grundlage der Gehaltszahlungen berechnet, die noch zu erwarten gewesen wären. Kamen also bei einer Explosion ein Bergwerksarbeiter und ein besser bezahlter Lohnbuchhalter im gleichen Alter ums Leben, dann erhielten die Familien verschieden hohe Entschädigungen. Einerseits logisch, andererseits erscheint es ungerecht für die Hinterbliebenen.

Es gibt auch gute Gründe, diese Art der Bewertung gar nicht erst anzustellen. Stürzt ein junges Mädchen in einen Felsspalt, sagen wir ja auch nicht: Schade, schade, aber es kostet eine Million, es da rauszuholen, das lassen wir mal schön. Sondern wir retten das Mädchen, koste es, was es wolle.

Ein Ex-Pilot rechnete dann in seiner Dissertation vor, dass die US Army den Wert ihrer Piloten implizit zwischen einer und neun Millionen Dollar ansetzte. Er kam auf diese Beträge, indem er überprüfte, was die Rettungssitze für die Crewmitglieder von B-58-Bombern pro Jahr kosteten und wie viele Leben sie in dieser Zeit retteten. Zudem ermittelte er aus den Trainingsvorgaben für den Versuch, ein beschädigtes Flugzeug noch notzulanden und nicht frühestmöglich den Schleudersitz zu betätigen, einen impliziten Wert des Piloten.

Die Idee wird bis heute angewandt. Man erfragt, was Menschen zu investieren bereit sind, um ein bestimmtes Risiko zu vermeiden, und dividiert diese Summe durch die Wahrscheinlichkeit des Risikos.

Ebenso sind Menschen für ein etwas höheres Gehalt bereit, gefährlichere Jobs auszuüben. Teilt man den Aufschlag durch die Wahrscheinlichkeit eines Todesfalls, ergibt sich der

Wert, den diese Menschen ihrem eigenen Leben zuschreiben. Dieser Wert liegt derzeit in den USA zwischen neun und elf Millionen Dollar. In Deutschland fällt er erheblich niedriger aus. Allerdings ist die Art der Betrachtung bei uns ja auch verpönt (weil jedes Menschenleben als absolut schützenswert gilt).

Preis, Wert und Vernunft

Mithilfe derartiger Schätzungen nun kann man auch die Rentabilität geplanter Maßnahmen überprüfen. Ein Beispiel: Eine Leitplanke in einer gefährlichen Kurve wird früher oder später Leben retten. Ist die Straße viel befahren, rechnet sich die Leitplanke eher als auf einer Straße mit wenig Verkehr. Betragen die Kosten der Leitplanke pro vermiedenem tödlichem Unfall unter neun Millionen (also dem errechneten durchschnittlichen Wert eines Menschenlebens), sollte man sie bauen. Sind die Kosten höher, muss beispielsweise auf einer weniger befahrenen Straße ein Warnschild reichen.

Hat man auf diese Weise einen Preis pro Leben veranschlagt, können die Berechnungen beginnen. Um wie viel Prozent wird das Bruttosozialprodukt durch Coronamaßnahmen sinken? Wie viele Leben oder Lebensjahre werden durch die Maßnahmen wahrscheinlich gerettet (und wie viel ist das dann in Euros wert)? So lassen sich Menschenleben sozusagen in bare Münze konvertieren, und wir vergleichen Äpfel mit Äpfeln.

Um derartige Abwägungen vorzunehmen, sind viele Annahmen nötig. Wie ansteckend ist ein Virus? Wie schnell wird sich die Wirtschaft erholen? Anderes Beispiel: Wenn Autos weniger Feinstaub in die Luft blasen, rettet das Menschenleben. Dafür werden die Autos teurer. Werden mehr Leben bzw. Lebensjahre gewonnen, als der Aufpreis kostet, ist eine solche Vorgabe gesamtgesellschaftlich sinnvoll.

Das Risiko dieses Modells besteht darin, dass es Leben und Lebensjahre rein sachlich bepreist. Wenn es also beispielsweise sehr teuer wäre, Feinstaubfilter zu verbauen, lautete das Ergebnis, dass es vernünftiger wäre, die Menschen billigere Dreckschleudern fahren und früher sterben zu lassen. Hm. Ist das wirklich vernünftig?

Diese Kalkulationsweise hat also deutliche Schwächen. Trotzdem erscheint sie mir im Rahmen dieses Buches interessant, weil sie in den Fokus rückt, dass sich Risiken und Chancen zumindest behelfsweise berechnen lassen. Und dass wir das auch ständig tun. Wir verschätzen uns dabei nur sehr oft.

Die Gründe der Angst

Der relativ hohe Wert eines Menschenlebens beispielsweise beruht nicht darauf, dass ein Mensch besonders wertvoll wäre oder in besonders großer Gefahr. Sondern im Gegenteil auf der Tatsache, dass nur wenige Menschen gewaltsam ums Leben kommen. Oder umgekehrt formuliert: Den meisten von uns geschieht nichts, wir leben friedlich weiter. Unser Risiko ist sehr gering.

Wenn nun sehr viele Menschen eine geringe Summe investieren, um den eigenen Tod zu vermeiden (lies: zu versichern), und die Gesamtsumme dann an die Nachfahren sehr weniger Opfer ausgezahlt wird, erhalten diese viel Geld.

Relevant für unsere Überlegungen ist daher viel eher, sich die eigene Risikoeinschätzung bewusster zu machen. Ist das, wovor wir uns fürchten, wirklich wahrscheinlich? (Oder, wenn es schon nicht wahrscheinlich ist, wäre es wirklich schlimm? Ein Hausbrand ist nicht besonders wahrscheinlich, aber sehr schlimm. Überkochende Milch ist sehr wahrscheinlich, aber überhaupt nicht schlimm.)

Es lohnt sich, die eigenen Annahmen zu explizieren, sie sich also bewusst zu machen. Warum habe ich Angst, durch die Prüfung zu fallen? Weil ich nicht gelernt habe, weil ich dumm bin, weil man weiß, dass der Prüfer immer fiese Fragen stellt? Oder nur, weil eben immer mal etwas schiefgehen kann im Leben?

Warum habe ich Angst, verlassen zu werden, meinen Job zu verlieren, keine*n Partner*in zu finden, von anderen nicht gemocht zu werden? Wie wahrscheinlich ist das? Und wie schlimm wäre es?

Oft sind die Dinge, die wir unreflektiert vermeiden (kontrollieren) wollen, sowohl unwahrscheinlich als auch nicht wirklich tragisch. Die Sorge und die daraus folgende Vermeidungsstrategie kosten also bloß Kraft, ohne dass dieser Einsatz viel nützt.

Machen wir uns das konkret bewusst, können wir leichter entscheiden, ob wir alles so lassen wollen, wie es ist. Oder ob wir unsere persönliche »Schräglage« bei der Risikoeinschätzung ab sofort mit einem Augenzwinkern in Zweifel ziehen wollen, bis sie hoffentlich abnimmt oder sogar ganz verschwindet.

»Das Wovor« der Angst sei, so der Philosoph Martin Heidegger, »völlig unbestimmt«. Gerade wenn wir die Ursache unserer Sorge nicht genau benennen oder erfassen können, bricht also Angst aus. Wir mögen diese Unsicherheit nicht. Aber wie damit umgehen?

Reflexhafte Annahmen

Anfangs wirkt es etwas abgebrüht, dass wir eigentlich alles gegeneinander aufrechnen. Aber wahr ist es trotzdem. Wenn wir uns für etwas entscheiden, entscheiden wir uns gegen alles andere. Das heißt, in diesem Moment waren uns alle anderen Dinge weniger wichtig oder erschienen alle anderen Möglichkeiten weniger attraktiv. Dafür hatten wir unsere Gründe. Die lagen als imaginäre Gewichte auf den Waagschalen. Es ist sinnvoll, das zugeschriebene Gewicht unserer reflexhaften Gründe (»Was sollen denn die Nachbarn denken?«, »Ich werden nie wieder so einen guten Job finden« usw.) ab und an zu überprüfen.

Dazu können Sie sich überlegen, wie viel Geld Sie zu zahlen bereit wären, damit eine bestimmte Sache eintritt oder nicht eintritt. Und dann vergleichen Sie diese Summe mit dem Betrag, den Ihnen ein anderes Ergebnis wert wäre. Es geht dabei nicht ums Geld, denn in den allermeisten Fällen können wir keinen oder kaum Einfluss nehmen, schon gar nicht in bar. Es geht darum herauszufinden, wie wichtig oder unwichtig uns etwas ist, und in welcher Rangfolge unsere Werte stehen.

Ein Beispiel: Sie sind morgens mit dem Rad zur Arbeit gefahren, um mal etwas für Ihre Gesundheit zu tun. Abends regnet es. Sie ärgern sich. Aber wären Sie bereit, mit dem Taxi nach Hause zu fahren? Für 20, 30 oder 50 Euro? Wenn nicht, dann kann Ihre Angst davor, nass zu werden, ja nicht so groß sein.

Sind Sie jedoch unterwegs zu einem Konzert, auf das Sie sich schon lange freuen, und die S-Bahn fällt aus, nehmen Sie möglicherweise sofort ein Taxi zum selben Preis. Folgerung: Auf das Konzert zu gehen war Ihnen wortwörtlich »mehr wert«, als nach Feierabend trocken nach Hause zu kommen.

Je spielerischer Sie solche Alltagsalternativen bepreisen, desto leichter fällt es Ihnen, diese Methode anzuwenden. Wie gesagt, es geht nicht darum, dass Sie tatsächlich Geld auf den Tisch legen. Sondern wir wollen uns nur vergegenwärtigen, was Ihnen wirklich wichtig ist – wofür oder wogegen Sie sich also tatsächlich einsetzen sollten –, und was Sie zwar nervt, Ihnen aber im Grunde egal ist.

Gutgemeinte Glaubenssätze

Derartige Überlegungen erscheinen vielen Menschen im ersten Augenblick entweder geschmacklos – oder als Haarspalterei. Lange Zeit ging es mir auch so. Doch mittlerweile habe ich gelernt, dass es erst einmal interessant und auch hilfreich sein kann, Dinge oder Situationen genauer zu analysieren. Denn manche Sachen sind eindeutiger als gedacht – bei anderen ist das Gegenteil der Fall.

Die erste Erkenntnis kann schon darin bestehen, dass es unterschiedliche Satzarten gibt. Auch im inneren Monolog.

»Der Ball ist rund« ist einerseits eine Behauptung, andererseits zwingend. Denn wäre der Ball eckig, wäre es kein Ball. »Der Ball ist gelb« ist eine Behauptung, die entweder der Wahrheit entspricht oder nicht.

»Wer A sagt, muss auch B sagen« hört sich ähnlich an, also nach einer Behauptung, die wahr oder falsch sein könnte. Doch intentional verbirgt sich dahinter eine Aufforderung: Tu dies! Sei so! »Man darf niemand trauen«, »Männer wollen immer nur das eine«, »Logisches Denken ist nichts für Frauen«, »Ich muss das alleine schaffen«, »Um Hilfe zu bitten ist ein Zeichen von Schwäche«, »Nur, wenn ich etwas leiste, werde ich geliebt«.

Solche inneren Vorgaben sind weder wahr noch falsch. Denn es sind gar keine Behauptungen über Sachverhalte (wie die Farbe eines Balles). Sondern es sind an sich gut gemeinte Warnungen in Form von Aufforderungen oder Verboten. Sie werden als »Glaubenssätze« bezeichnet, weil sie uns alternativlos erscheinen. Wir glauben an ihre absolute Richtigkeit. Oft, weil wir sie aus der Herkunftsfamilie übernommen haben. Doch als Erwachsene sind wir frei, eigene Überzeugungen zu entwickeln und diesen subjektiven Meinungen zuzustimmen oder eben auch nicht. Das ist nicht einfach, aber schafft viel Raum.

Umgekehrt gibt es übrigens auch Dinge, die sind, wie sie sind, egal ob sie in Sprache gefasst werden oder nicht. »Wenn im Wald ein Baum umfällt, und keiner hört es, macht er dann ein Geräusch?« Ja, natürlich tut er das. In quantenphysikalischen Experimenten beeinflusst die Beobachtung manchmal das Ergebnis, aber nicht bei einem Baum im Wald. Die Erde drehte sich auch bereits um die Sonne, bevor Galileo Galilei das erkannte. Und die Schwerkraft wirkte ebenfalls, bevor Newton sie verstand.

Was heißt: Manche Dinge lassen sich nicht kontrollieren (= von uns verändern), weil sie einfach so sind, wie sie sind. Es lohnt sich nicht, sich daran abzuarbeiten. Und andere Annahmen erscheinen uns in Stein gemeißelt, obwohl es im Grunde nur Glaubenssätze sind, die wir jederzeit über Bord werfen könnten. Wenn wir mit einer Aktion oder Überlegung nicht vorankommen, sollten wir überprüfen, ob einer dieser Fälle vorliegt.

Im nächsten Kapitel werden wir der Frage nachgehen, wie wir besser mit den Dingen umgehen, die sich nicht ändern lassen. Die wir also zwangsläufig akzeptieren müssen.

6

AKZEPTANZ

Wie wir besser mit den Dingen klarkommen, die sich nicht ändern lassen

Haben wir herausgefunden, was wir ändern oder zumindest beeinflussen könnten, müssen wir damit leben, dass wir es vielleicht trotzdem nicht tun. Aber: Menschen tun immer nur, was sie tun wollen. Oft ist uns nicht recht klar, warum wir etwas tun (und uns also faktisch dafür entscheiden). Oder es schadet uns, aber wir tun es trotzdem. Das Geheimnis, mit den Dingen klarzukommen, die wir nicht ändern können, besteht darin herauszufinden, was wir ändern könnten, und es dann entweder zu tun oder zu lassen.

Alte Philosophie im Trend

Seit einiger Zeit liegen bei erfolgsorientierten Menschen die »Stoiker« im Trend. Es handelt sich dabei um eine philosophische Denkrichtung, die innere Gelassenheit als wichtigstes Werkzeug auf dem Weg zur Zufriedenheit ansieht.

Gern zitiert werden aus dem Zusammenhang gerissene und oft verfremdete Sätze aus den Werken von Marc Aurel, Seneca und Epiktet:

- »Streite nicht darüber, was einen guten Menschen ausmacht. Sei einer.«
- »Wer den Tod fürchtet, wird nie etwas tun, was eines lebendigen Menschen wert ist.«
- »Das Leben ist kurz und angsteinflößend für diejenigen, die die Vergangenheit vergessen, die Gegenwart vernachlässigen und die Zukunft fürchten.«
- »Wie lange willst du noch warten, bevor du das Beste für dich verlangst?«
- »Reichtum besteht nicht darin, viel zu haben, sondern wenig zu wollen.«
- »Das Glück des Lebens ist abhängig von der Qualität der eigenen Gedanken.«
- »Glück kann eintreten, wenn Vorbereitung auf Gelegenheit trifft.«

Stoische Weisheiten lassen sich gut daran erkennen, dass sie alle klingen wie Poesiealbumsprüche oder Schlagertexte.

Gehörten die Stoiker also zur Sorte »Jede*r ist seines/ihres Glückes Schmied«, plus »Zähne zusammenbeißen und durch«? Gegen solche Binsenweisheiten wäre ja nichts einzuwenden, außer dass sie in ihrer Trivialität wenig nützen. Derartige Gemeinplätze lassen sich leicht vermarkten, weil jede*r hineininterpretieren kann, was sie oder er will.

So verstanden ebnet die sogenannte »Stoa« (die Theorie

der Stoiker) einer achselzuckenden Akzeptanz den Weg: Es ist, wie es ist, je eher du dich damit abfindest, desto besser. Die Stoiker betonten die Verantwortung für den eigenen *Charakter*, das lässt sich leicht ummünzen in eine Verantwortung für den eigenen *Erfolg*. Logisch, dass Manager im Silicon Valley das gut finden. Nur verwechselt diese Interpretation leider, wer ich *bin* damit, was ich *tue* bzw. wie erfolgreich mein Tun ist. Die stoische Philosophie wird so zum Opium für die Massen: Optimiere dich selbst und nörgle nicht am System herum. Wenn du scheiterst, selber schuld. Die aktuelle neoliberale Vereinnahmung der Stoa ist sachlich falsch und lässt sich mit deren Begründung im Glauben an eine göttliche Vernunft auch nicht in Einklang bringen.

In der spirituellen Szene gibt es eine ähnliche Denkfigur, das »Gesetz der Anziehungskraft«: Mit der »Kraft der Gedanken« könnten wir Energien anziehen. Wer also ständig Angst vor Geldmangel hat, zieht Geldmangel an. Wer sich jedoch in Visionen des eigenen Erfolgs suhlt, sorgt dadurch auch für diesen. So lässt sich jedes unangenehme Mitfühlen schön vermeiden, denn wer Krebs kriegt, hat leider nicht die richtigen Gedanken gedacht.

Neoliberale Vereinnahmung

Für die Frage, was sich kontrollieren lässt und was nicht, ist diese Abgrenzung relevant, weil uns stoische Kalendersprüche zum Aushalten animieren: »Komm mal klar, es liegt bei dir, du hast es in der Hand.« Ja, in gewissem Maße hat man das, aber in gewissem Maße eben auch nicht. Und dennoch kann man sich zum Beispiel dafür einsetzen, dass systemische Ungerechtigkeiten wie Rassismus, die Benachteiligung von Frauen und Steuerschlupflöcher oder das ignorante Zulassen des Klimawandels schnellstmöglich behoben werden. Die Forderung, immer erst mal vor der eigenen Tür zu kehren, bis es dort makellos aussieht (was nie der Fall sein wird), hätten Marc Aurel, Seneca oder Epiktet jedenfalls nicht unterschrieben.

Wohlgemerkt: Niemand hindert uns daran, mehr Gelassenheit ins eigene Leben zu holen. Aber alles so zu lassen, wie es ist, und immer nur an der eigenen Psyche rumzuschrauben, springt zu kurz.

Die Vergangenheit beruhigt

Blättern wir in alten Fotoalben, oder scrollen wir auf dem Handy durch unsere Fotos, beruhigt das. Denn das Vergangene ist festgeschrieben. Klar, es hätte auch anders sein können. Das ist aber nicht passiert.

Der Instinkt sagt uns: Bisher hast du überlebt, also mach so weiter. Lass alles, wie es ist.

Nur spielt das Leben da leider nicht mit. Wir engagieren uns für alles Mögliche – im Job und im Privaten. Im Kleinen und im Großen. Wir hoffen, dass es gut geht, dass sich unser Einsatz auszahlt, der Vorschlag umgesetzt und das Produkt ein Erfolg wird. Wir möchten belohnt werden für unseren Einsatz. Doch wenn wir zu sehr daran festhalten, was rauskommen muss, wenn wir sozusagen den Verlauf der Zukunft erzwingen wollen, erzeugt das Stress und Angst. Weil uns Menschen aber unmöglich alles egal sein kann, müssen wir lernen, die eigenen Erwartungen zu managen. Und die Wechselfälle des Lebens zu akzeptieren. Es bleibt uns nichts anderes übrig, als unser Engagement und unser Bemühen zu kreuzen mit einer gewissen »*Que será, será*«-Haltung. Es kommt, wie es kommt. Nicht alles liegt in unserer Hand.

Wie kann es gelingen, sich vom Verlangen nach der Macht über die Zukunft zu verabschieden, ohne dass einem ab jetzt alles wurscht ist? Das naheliegendste Beispiel für diese Problematik ist vielleicht der Klimawandel. Oder, wenn wir schon groß denken, die Zukunft der Welt. Schon in den Achtzigerjahren des vergangenen Jahrhunderts wurde der bevorstehende Weltuntergang befürchtet. Damals drohte ein atomarer Weltkrieg, den wohl kein Mensch überlebt hätte. Hinzu kamen massive Umweltprobleme: saurer Regen, durch Chemiekonzerne vergiftete Flüsse. Es war klar, dass kaum jemand substanziell Einfluss darauf nehmen und eine mögliche Katastrophe verhindern konnte. Wie sollte man da noch Hoffnung bewahren? Kinder in diese Welt setzen? Wozu für das Alter sparen? Oder überhaupt morgens noch aufstehen?

»Auch wenn ich wüsste, dass morgen die Welt untergeht, würde ich heute noch einen Apfelbaum pflanzen«, soll Martin Luther gesagt haben. Aber warum?

»An irgendeinem Tag wird die Welt untergeh'n / Doch an allen andern Tagen halt nicht«, sang die Band »Kapelle Petra« 2019.

Eine ähnliche Botschaft transportiert die Geschichte zweier Frauen, die nach einem Sturm am Strand spazieren gehen.

Zahllose Seesterne sind auf den Sand gespült worden. Die eine Frau bückt sich alle paar Schritte, hebt einen Seestern auf und wirft ihn zurück ins Meer. Die andere deutet nach einer Weile den Strand entlang. Dort liegen noch Hunderte von Seesternen im Sterben. Sie fragt: »Wem nützt denn das?« Die Seesternretterin antwortet: »Denen, die ich ins Wasser zurückwerfe.«

Und die Moral von der Geschicht: Irgendwoher müssen wir die Hoffnung nehmen, dass wir auch mit unserem kleinen bisschen Tun einen Beitrag leisten. Wir nehmen diese Hoffnung aus dem Wissen darum, dass es stimmt. Was wir heute tun, beeinflusst die Welt von morgen. Nicht auf die zwingende Weise, die wir manchmal gerne hätten. Aber selbstverständlich hat unser Handeln Konsequenzen. Kippen Sie mal zwei Kilo Frittenfett ins Klo. Dann darf morgen sehr wahrscheinlich der Klempner kommen.

Zukunft erwächst aus der Gegenwart

Die Zukunft ist per definitionem unbekannt. Somit können wir nicht wissen, was sie mit sich bringt. Ihre Gestalt ist unsicher, und das lässt sich auch mit höchstem Einsatz nicht ändern.

Die unterschiedlichsten Fachleute (u.a. Psychologen, Theologen, Philosophen, Meditationslehrer) raten dazu, sich auf die Gegenwart zu konzentrieren. Denn auf die Gegenwart haben wir Einfluss. Diese können wir, in Maßen, kontrollieren. Und wir können sie wahrnehmen und akzeptieren. Wir können uns eine Meinung dazu bilden, was uns an ihr gefällt und was stört. Diese Position beeinflusst organisch unser Handeln im

Jetzt – und damit unsere Wirkung auf die Zukunft. So gesehen entwickelt sich der jeweils nächste Augenblick aus unserer Haltung zu diesem Augenblick. Die Zukunft ist sozusagen ein Nebenprodukt der Gegenwart.

Freude am Tun kultivieren

Die Konzentration auf das, was ist, erleichtert auch das Miteinander. Wenn wir ständig versuchen, dem Leben drei Schritte voraus zu sein, es festzuhalten oder zu verändern, dann lässt uns das kritisch-fordernd auftreten. Wir wollen immer etwas von allen und jedem, uns selbst eingeschlossen. Sei so, tu dies, verhalte dich anders!

Jetzt und hier haben wir viel leichter die Möglichkeit, zu lächeln, uns zu freuen, jemanden zu ermutigen, zu stärken, zu fördern. Und eigenartigerweise ist das viel motivierender als immer nur zu fordern.

Den Wunsch, ein bestimmtes Ergebnis mit allen Mitteln erzeugen zu wollen, loszulassen heißt nämlich keineswegs, dass uns nicht interessiert, was kommt. Es legt bloß den Fokus auf das, was jetzt gerade zu tun ist. Mehr geht ohnehin nicht.

Sportler kennen diese Mischhaltung. Sie wissen natürlich um die Wichtigkeit eines bestimmten Turniers. Aber sie haben auch gelernt, dass sie umso besser sind, je mehr Konzentration sie auf das Tun lenken, das Spiel, die Bewegung, die Freude an ihrem Sport. Fußballer schießen für mehr Geld nicht mehr Tore. Sprinter laufen nicht schneller, wenn ein Werbevertrag winkt.

Weder Ihre Arbeit noch Ihre Beziehungen im Privaten gelingen besser, wenn ihre erfolgreiche Erledigung zu einem Mittel zum Zweck wird. Das Gegenteil ist der Fall. Sowohl die Beziehungen als auch der Job profitieren von Ihrer Konzentration darauf, was jetzt gerade ansteht.

Dieses Buch schreibe ich nicht »insgesamt«, sondern Satz für Satz. Und je mehr Freude an einzelnen gelungenen Sätzen ich dabei zulasse, desto erfreulicher ist mein Tag. Desto angenehmer die Arbeit am Buch. Desto interessanter wird es hoffentlich.

Garantiert das einen Erfolg? Nein, leider nicht. Aber es gäbe auch keine andere Möglichkeit, einen Erfolg zu erzwingen. Wohl aber viele Optionen, weniger Freude am Prozess zu haben.

Wovon wollen wir träumen?

Könnten wir die Zukunft kontrollieren, dann könnten es ja wohl alle anderen auch. Das ist aber nicht miteinander vereinbar. Ein weiterer Hinweis darauf, dass eben niemand die Zukunft wirklich festlegen kann. Zugleich haben wir alle die Möglichkeit, Einfluss zu nehmen. Das gelingt am besten, je mehr Lebenskraft uns dafür zur Verfügung steht. Und diese wiederum erzeugen wir nicht aus Traubenzucker, sondern aus einem guten Umgang mit uns. Man darf sich nicht selbst in Brand stecken, um andere warm zu halten.

Gelingt eine solche Veränderung der inneren Haltung, passiert etwas Überraschendes: Wir sind auf einmal nicht mehr abhängig von Verkaufszahlen, Likes oder Lob. Wichtiger wird, dass wir überlegt haben, wofür wir uns einsetzen wollen. Und uns Mühe damit geben. Trotzdem können wir uns natürlich über einen Erfolg freuen oder vom Misserfolg enttäuscht sein.

Die Angst vor der Angst

Wenn immer alles so käme, wie wir wollten, müssten wir nie leiden oder trauern. Und es würde uns auch keiner dabei zusehen. Möglicherweise stellt die gesellschaftliche Anforderung, keine Verletzlichkeit zu zeigen, ein echtes Handicap dar. Immer so zu tun, als wäre alles tipptopp, macht auf die Dauer dysfunktional. Weil wir versuchen, um jeden Preis den Schmerz zu vermeiden. Sowohl den des Scheiterns als auch den, dafür noch schief angeschaut zu werden. Kompetenz, das haben viele von uns gelernt, zeigt sich darin, keine Niederlagen einstecken zu müssen. Und wenn doch, wenigstens ungerührt zu gucken.

Das Gegenmodell besteht jedoch nicht darin, bei jedem Ärgernis einen Heulkrampf zu bekommen. Sondern erst einmal in der Innenschau herauszufinden, wie schlimm oder belanglos wir ein Ereignis finden. Und dann zuzulassen, dass es gerade so ist, wie es ist. Blöd, traurig, enttäuschend, frustrierend. Verdrängt man diese Emotionen, kehren sie nur zu einem späteren Zeitpunkt zurück. Zudem erfordert das Verdrängen viel Energie. Gefühle wollen gefühlt werden. Das ist ihr Job. War das möglich, können sie sich auflösen und werden durch die nächste Einschätzung der nächsten Situation ersetzt.

Um uns das zu erlauben, benötigen wir die Gewissheit, dass die als negativ eingeschätzte Emotion uns nicht auffressen wird. Wer schon einmal Liebeskummer hatte, kennt diese Angst. Die Befürchtung, dass die Düsternis nie wieder weggeht. Doch diejenigen, die vom Versuch berichten, sich so weit es gerade geht, auf Frust, Wut oder Trauer einzulassen, erzählen eine andere Geschichte. Sie werden ruhiger, mutiger, hoffnungsvoller. Sie können sich den eigenen Wünschen gegenüber öffnen und mit der Zeit auch eine größere Empathie (Einfühlungsvermögen) für andere entwickeln. Die Hoffnung dahinter ist: Wenn sich nicht mehr alle hinter ihren Masken der Coolness verstecken müssen, können wir ehrlich(er) darüber kommunizieren, was uns wichtig ist, was wir tun sollten.

Es klingt anfangs ein wenig paradox, dass wir leichter leben, wenn wir ein wenig lockerlassen. Auf Business-Sprech hört es sich besser an: Statt rein zielorientiert zu handeln, agieren wir nun prozessorientiert.

Unsicherheit ist sicher

Das gilt auch im Privaten. Liebe, das haben die meisten von uns längst erfahren, gelingt am besten, wenn wir den anderen oder die andere nicht ändern wollen, sondern so nehmen und lieben, wie er oder sie ist. Das heißt nicht, dass wir alles großartig finden oder gar jemanden »wegen seiner Fehler« lieben müssen. Es heißt nur, dass wir die Person in ihrer Ganzheit so annehmen, wie sie jetzt gerade ist. Und im Idealfall lassen wir uns sogar noch auf die möglichen zukünftigen Veränderungen ein. Die wir natürlich durch das Miteinander beeinflussen, aber dennoch nicht kontrollieren können. Zudem machen wir immer wieder die Erfahrung, dass uns auch Menschen, die wir sehr gut zu kennen glauben, überraschen. Positiv wie negativ.

Häufig glauben wir, alles zu wissen würde es uns ermöglichen, alles in Ordnung zu bringen. Doch es ist unmöglich, jemanden ganz und gar zu kennen. Nicht einmal wir selbst können für jede nur denkbare Situation unser Handeln vorhersagen – wir können uns auch selbst überraschen. Diese Restunsicherheit anzunehmen, statt sie abzulehnen, spart Kraft und erzeugt Nähe. Und – Überraschung! – auch Sicherheit. Die Sicherheit nämlich, um die Unsicherheit zu wissen.

Wie bekommen wir die Kontrolle unter Kontrolle?

Aber ist es überhaupt möglich, sich selbst aktiv dazu zu bringen, den eigenen Wunsch nach größerer Kontrolle über die Umwelt loszulassen? Also den eigenen Kontrollwunsch zu kontrollieren? Das erscheint paradox, so wie die Forderung »Sei spontan!«: logisch sinnvoll, emotional unvereinbar. Mit noch mehr Kontrolle werden wir unser Bedürfnis nach Kontrolle nicht los. Unbewusst streben wir eine symbiotische Beziehung zu unserer Umwelt an. Wir wollen diese nicht in ihrer Verschiedenheit von uns annehmen, sondern sie als unsere Erweiterung den eigenen Richtlinien unterwerfen. Es wird nur zur Kenntnis genommen, was uns gefällt. Was stört, soll angepasst werden.

So wie in Partnerschaften eine echte Entwicklung des Gegenübers vielfach nicht als bereichernd, sondern als beängstigend empfunden wird, erscheint uns auch eine von uns gänzlich unabhängige Umwelt bedrohlich. In Paarbeziehungen kann sich dieses Problem beispielsweise in dem unbändigen Verlangen zeigen, die andere oder den anderen verändern zu wollen. Oder auch in einer umfassenden Konfliktvermeidungsstrategie. Ähnlich verhalten wir uns der Welt gegenüber: Ist sie uns nicht untertan, reagieren wir wahlweise trotzig-erzürnt oder verdrängen verzweifelt, was nicht nach unserer Pfeife tanzt. Die Kunst besteht jedoch darin, Frieden zu schließen mit der Tatsache, dass wir nicht die Herrscher der Welt sind. Aber auch nicht ihr Opfer. Was uns geschieht, kann bereichernd sein oder auch belastend. Es ist jedoch unvermeidlich, dass uns Dinge zustoßen.

Um diesen Weg zu beginnen, müssen wir jedoch ungewohnt sanft vorgehen. Gefühle zulassen, Unsicherheit aushalten. Solche Forderungen können selbst wieder zu Zwängen werden und ihren eigenen Leistungsdruck entfalten. Dann nützen sie nichts, sondern der Wunsch nach Kontrolle sucht sich nur ein neues Ventil. Wer ernsthaft Karriere machen möchte, hat keine andere Wahl, als seine emotionalen Fähigkeiten zielgerichtet in den Dienst der zu erbringenden Leistung zu stellen. Wem es dann nicht gelingt, nach oben zu kommen, der kann die Stelle wechseln und dasselbe anderswo probieren. Oder man kann innerlich kündigen und beispielsweise Extremsportler werden, um den Druck auf diese Weise abzubauen. Der Rat, in einer solchen inneren Notlage einfach mal lockerzulassen und zu entspannen ist genauso hilfreich (bzw. für alle Beteiligten frustrierend) wie der Tipp an Depressive, doch mal rauszugehen, denn die Sonne scheint. Ebenso unmöglich: Die Aufforderung dazu, mehr Schwäche zu zeigen – denn das wäre eine Stärke. Aktiv lässt sich Schwäche jedoch nur kontrollieren und verbergen, nicht hervorkehren.

Wer auf diese Weise versucht, das Kontrollbedürfnis unter Kontrolle zu bekommen, muss die eigenen Wünsche verleugnen. Wir tun dann so, als wären wir nicht eifersüchtig, nicht ehrgeizig, total lässig und immer gut drauf, und zeigen uns zudem sensibel und verletzlich genug, um nicht als Maschinenmenschen angesehen zu werden. So erfüllen wir zwar die aktuellen gesellschaftlichen Normen, aber es ist großer Stress. Denn wir müssen dafür kontrollieren, wie kontrollierend wir erscheinen. Der Verzicht auf Leistungsdruck wird zur neuen Leistung. Der Kontrollbedarf erhöht sich, statt zu sinken, wenn wir versuchen, uns so zu präsentieren, wie es erwartet wird. Wir agieren nach dem immer gleichen Prinzip, statt unsere Taktik anzupassen. Und vergrößern den Druck dadurch noch.

Abstraktionen realisieren

Die Welt wird nicht nur immer komplexer (oder erscheint zumindest so). Sie wird auch immer abstrakter. Aufgaben werden derart arbeitsteilig, dass wir gar nicht mehr wissen, welchen Beitrag wir wozu leisten. In vielen Wertschöpfungsketten sind der Arbeitsanteil der Verwaltung, des Produktmanagements und des Marketings größer als die tatsächliche Produktion.

Dieser fehlende Bezug zum Ergebnis des Tuns stellt einen Teil dessen dar, was schon Karl Marx als »Entfremdung« beklagte.

Überhaupt machen wir uns nicht mehr gern die Hände schmutzig, zumindest nicht gegen Geld. Handwerkliche Arbeit wird schlechter bezahlt und ist geringer angesehen als geistige. Potenzialität zählt mehr als die tatsächliche Erfahrung. Dabei ist bekannt, dass Kinder die Welt viel besser verstehen, wenn sie diese wortwörtlich be-greifen können (also auch mit den Händen lernen). Erwachsene sind ebenfalls zufriedener, wenn sie sehen, was sie zustande gebracht haben. Sicher ein Grund für den Boom kunsthandwerklicher Freizeitbeschäftigungen in den letzten Jahren und für den Sturm auf die Baumärkte während der Corona-Pandemie. Denn abstrakte, rein geistige Tätigkeiten bringen eine große psychische Unsicherheit mit sich. Es ist nie abschließend zu klären, ob die Arbeit gut gemacht war. Zudem laufen viele Arbeitsprozesse in Endlosschleifen. Konkrete Ergebnisse lassen sich kaum noch feststellen und würdigen, unterschiedliche Projektstufen überlagern sich fließend. Ganz anders beim Installateur, Schreiner, Töpfer. Der Hahn tropft nicht mehr, die Schranktür schließt wieder, die Vase steht formvollendet auf dem Tisch. Damit kann man zufrieden sein und die Arbeit als ordnungsgemäß erledigt abhaken. Mehr noch: Auf derartige Leistungen können wir zu Recht stolz sein.

Im Dienstleistungssektor hingegen bleibt stets eine Restunsicherheit. War es okay? Hätte ich es besser machen können? Gelten morgen vielleicht auf einmal ganz andere Regeln? Abstraktion kann notwendig sein und sogar Freude machen, jedoch nur im erfolgreichen Rückbezug auf die Realität. Auch die in diesem Buch angestellten Überlegungen sind abstrakt. Sie können sich schließlich nicht direkt auf Ihr Leben beziehen, weil wir uns (sehr wahrscheinlich) nicht kennen. Doch nur wenn Sie nach der Lektüre dieses Buches ein, zwei, drei Dinge konkret verändern wollen, ist mein Vorhaben geglückt. Sagen Sie aber: »Konnte man gut lesen, hat mir aber nichts gebracht«, wäre ich gescheitert.

Narzisstische Entgrenzung

Die Abwertung manueller Arbeit geht mit einem zwanghaften Umgang mit der Zeit einher. Musste in der Antike ein Feld bestellt werden, dauerte es, bis man fertig war. Spätestens mit der Einführung der Fließbandarbeit wurde jedoch extern festgelegt, wie lange ein Arbeitsschritt zu dauern hatte. So entstand ein Zwang zur Effektivität, der sich mittlerweile auf viele Bereiche ausgedehnt hat. Auch in der Freizeit oder im Urlaub wollen wir in möglichst kurzer Zeit möglichst viel erleben. Beim Daten wollen wir schnellstmöglich die bestmögliche Partnerin oder den bestmöglichen Partner kennenlernen. Beim Shoppen lassen wir uns nur zu gern zeigen, was anderen Leuten, die dasselbe gekauft haben wie wir, sonst noch so gefällt. Auch eine Form der Effizienzsteigerung.

Zugleich wächst unsere Unzufriedenheit mit diesem Vorgehen. Denn wir können einer Sache nicht trauen, wenn es zu glattläuft. Das Stoffliche hat immer eine Macke, leistet Widerstand. Teig ist klebrig, Holz uneben. In der sinnlichen Erfahrung des Umgangs sind wir gezwungen, uns irgendwie zu positionieren. Ist das Ergebnis gut genug, oder müssen wir einen weiteren Versuch starten? Diese Frage stellt sich beim selbst gebackenen Brot ebenso wie beim schrittweisen Kennenlernen einer Partnerin oder eines Partners. Industriell geschmeidig gemachte Dinge und Interaktionen hingegen sind austauschbar.

Zugleich birgt die Loslösung einzelner Vorgänge aus dem Gesamtprozess im Beruf eine Möglichkeit, der Fantasie freien Lauf zu lassen. Wir können uns einfach irgendetwas ausdenken, schließlich ist jemand anderes für die praktische Umsetzung zuständig, zum Beispiel ein Fabrikant am anderen Ende der Welt. Eine solche narzisstische (selbstverliebte) Entgrenzung fühlt sich befriedigend machtvoll an, sodass wir sie gern auch ins Privatleben übertragen. So geben wir eben die Verantwortung für das Gelingen eines Dates, des Sparplans oder des Abendessens an die entsprechenden Apps ab.

Leerstellen im Alltag

Parallel dazu erleben wir eine Welt, die wir zu immer größeren Teilen nicht mehr verstehen. Schon ein Auto ist heute praktisch nicht mehr selbst reparabel. Und die Funktionsweise selbstlernender Künstlicher Intelligenz können nicht einmal mehr die ursprünglichen Programmierer enträtseln. Ich muss keinen Tisch bauen können, um seine Funktionsweise zu verstehen. Doch was mir vollständig verborgen bleibt, kann ich mir nicht zu eigen machen. So bleibt immer öfter ein Abstand, eine Leerstelle in unserem Alltag.

Diese Entwicklung führt zu dem eigenartigen Phänomen, dass harte Arbeit einerseits kaum mehr wahrgenommen wird. Vielleicht auch, weil sie oft ins Verborgene verlagert wurde. Andererseits sehnen wir uns nach ihrer Unmittelbarkeit. Menschen, die den ganzen Tag am Computer sitzen, betätigen sich abends oder am Wochenende auf dem Balkon, im Bastelkeller oder beim *urban gardening*. Und speziell in der Coronazeit, als viele dem Arbeitsplatz fernblieben und im Homeoffice arbeiteten, stieg die Zahl der Renovierungen im eigenen Haushalt sprunghaft an. Bleiben die Hände bei der Arbeit besonders sauber, wächst offenbar das Bedürfnis, sie doch mal dreckig zu machen.

Erfolgreich Identität schöpfen

Es ist ein Paradox: Einerseits schätzen wir den Wert der Arbeit hoch ein, definieren uns häufig sogar über den Job. Andererseits ziehen wir die größte persönliche Befriedigung häufig aus dem, was wir in der Freizeit tun. Wobei es sich bei diesem Auseinanderstreben ökonomischer und identitätsstiftender Bereiche nur um einen Scheingegensatz handelt. Denn relevant ist nicht, aus welchem Bereich wir unsere Identität schöpfen, sondern dass wir möglichst zufrieden sind damit, wie es ist. Wie das gelingen kann, untersuchen wir im nächsten Kapitel.

7

REICHWEITE

Wie wir erfolgreich beeinflussen, was in unserer Macht steht

Einerseits haben wir im Leben auf viele Faktoren frustrierend wenig Einfluss. Andererseits haben wir auf viele andere Faktoren erstaunlich viel Einfluss. Die Kunst besteht darin, sich nicht zu verzetteln, sondern auch wirklich den größtmöglichen Hebel zu betätigen. Wo kann ich mit meinem naturgemäß begrenzten Einsatz an Zeit, Geld oder Aufmerksamkeit am meisten herausholen? Und wie entscheide ich das »unter Unsicherheit«, also wenn ich – wie es meist der Fall ist – nicht genug oder sogar kaum Informationen habe?

In den USA ergeben Befragungen eine zwar langsam, aber stetig zunehmende Unzufriedenheit unter jungen Menschen. Dieser Anstieg erfolgt unabhängig von wirtschaftlichen Zyklen. Möglich, dass ein gestiegenes Bewusstsein für psychische Probleme seinen Beitrag dazu leistet. Wahrscheinlich liegt der Hauptgrund jedoch darin, was junge Leute im Leben für wichtig halten. Sie unterscheiden zwischen inneren und äußeren Zielen. Zu den äußeren Zielen gehören Status, Einkommen,

Anerkennung, Aussehen. Innere Ziele sind ein guter Charakter und ein sinnvolles Leben. Nicht nur in den USA, sondern weltweit haben sich die von Menschen aktiv verfolgten Ziele in den letzten Jahrzehnten, vielleicht auch schon länger, in Richtung materieller – also äußerer – Ziele verschoben: mein Haus, mein Auto, meine Yacht. Vordergründig glauben wir, jede Menge dafür tun zu können: Fleiß, Ehrgeiz, Wille, Leistung, Anpassung. Doch in Wahrheit haben wir nur sehr wenig Einfluss auf das Erreichen derartiger Ziele. Und das spüren wir auch. Untersuchungen zeigen, dass die Überzeugung, das eigene Schicksal selbst in der Hand zu haben, unter jungen Menschen seit 1960 abnimmt. Und wer den Eindruck hat, wenig kontrollieren zu können, reagiert ängstlich auf (noch mehr) Ungewissheit. Unter Umständen ist dies auch einer der Gründe dafür, dass schon Schülerinnen und Schüler heute bewusst langfristige Liebesbeziehungen eingehen. Die Wahl von Ausbildung oder Beruf erscheint ebenfalls in der Tendenz konservativer.

Leider ist es so, dass diese Ausweichmanöver das Problem nicht verringern. Stattdessen ist bekannt, dass Menschen mit einer größeren inneren Kontrolle zufriedener sind. Nicht der Versuch, weniger Risiken im Leben einzugehen, ist also zielführend, sondern eine Veränderung der Zufriedenheitskriterien. Wir können etwas für die Entwicklung der eigenen Persönlichkeit tun und Verantwortung im Privaten übernehmen – das stabilisiert und hilft gegen die Furcht vor dem Außen.

Je komplexer, desto einfacher

Die Welt ist in den letzten Jahren und Jahrzehnten komplexer geworden. Für die bekannten Probleme gibt es keine einfachen Lösungen. Medial meldet sich zu jedem Mist sofort jemand mit einer Gegenmeinung. So haben wir uns den Reflex antrainiert, für die komplexen Probleme nach komplexen Lösungen zu suchen. Und wenn die nicht helfen, machen wir es noch komplizierter. Das Steuerrecht ist dafür nur ein Beispiel: Ausnahmen von Ausnahmen von Ausnahmen sollen alles bis ins Detail regeln. Doch mit genug Gier (lies: krimineller Energie) findet sich doch immer noch ein Schlupfloch (lies: Cum Ex).

Beim Aktienhandel kommen immer aufwendigere Rechenmodelle zum Einsatz. Das kostet sehr viel Geld. Leider ist dieses Vorgehen auf lange Sicht aber auch nicht erfolgreicher als eine rein zufällige Aktienwahl. Einfache Diversifizierungsregeln schlagen die komplexen Modelle ebenfalls.

Risiko-Forscher raten daher seit Langem zu einer radikalen Simplifizierung. Statt zu versuchen, mithilfe endloser Listen alle Vor- und Nachteile gewichtet in eine Entscheidung einfließen zu lassen, kann man sich zum Beispiel auf das wichtigste Kriterium konzentrieren und alle anderen außer Acht lassen. Schon Einstein soll gesagt haben, das Ziel bestünde darin, alles so einfach zu machen wie möglich, aber nicht einfacher.

Wir werden zwar nie sicher sagen können, wann unsere Überlegung »zu einfach« geworden ist. Genauso wenig können wir feststellen, wenn sie zu kompliziert wird. Die Komplexität allerdings lässt sich unendlich steigern, aber mit dem

Vereinfachen ist irgendwann Schluss. Daher ist es lebenspraktisch, Entscheidungen und Überlegungen im Zweifel so weit zu vereinfachen, bis wir gute Gründe benennen können, warum jetzt Schluss damit sein sollte.

Liegen alle wesentlichen Parameter auf dem Tisch (oder können in Erfahrung gebracht werden), müssen wir »nur noch« herausfinden, welches unsere wichtigsten Kriterien sind, und können uns entscheiden. Das wird der Fall sein bei den meisten Urlaubsreisen, einer politischen Wahl oder dem Kauf eines Konsumgutes.

Ist hingegen weitgehend unbekannt, wie etwas laufen wird, dann müssen wir uns auch nicht in Komplexität verrennen. Das ist der Fall bei sehr emotionalen Entscheidungen – und dazu zählt nicht nur die Partner-, sondern auch die Berufswahl, ein Jobwechsel, vielleicht auch ein Umzug oder, je nach Leidenschaft, sogar der Kauf eines Autos, eines Grills oder einer Handtasche.

Elektroauto oder Benziner, das ist eine Entscheidung nach unemotionaler Abwägung. Blond oder brünett, sportlich oder gemütlich, BWL oder Theaterwissenschaft, Kind oder keins ... das sind Fragen, bei denen der sachliche Anteil eher geringer und der emotionale größer ist. Ob man in einer bestimmten Lebensphase lieber in der Stadt oder auf dem Land lebt, kann als ein Beispiel für eine Mischform angesehen werden: Kurze Wege, kulturelles Angebot, urbanes Leben – das spricht für die Stadt. Bessere Luft, mehr Ruhe, bodenständigere Beziehungen – das spricht fürs Land. Aber wo fühlen Sie sich in den nächsten Jahren wohler? Das spielt ebenfalls eine Rolle.

Wer nun versucht, unkalkulierbare Situationen (zukünftige

Aktienkurse, die Entscheidung zwischen zwei Partner*innen oder sehr unterschiedlichen Jobangeboten) durch eine Steigerung der Komplexität seiner Überlegungen unter Kontrolle zu bekommen, konkurriert mit Künstlicher Intelligenz, Supercomputern und Big Data. Das heißt, wir tun in solchen Momenten das, was wir Menschen deutlich schlechter können als die Maschinen.

»Big Data« ist das Schlagwort dafür, in sehr großen Datenmengen Muster zu erkennen. Das wird oft mithilfe von Künstlicher Intelligenz versucht. Die ist dann tatsächlich sehr gut darin vorherzusagen, was bei einer Einzelperson, die bisher diesen und jenen Mustern gefolgt ist, als Nächstes passiert. So leiten Streamingdienste ihre Musikempfehlungen aus dem bisher Gehörten in Kombination mit dem Geschmack von zigtausend anderen Nutzern ab. Dasselbe gilt für Kaufempfehlungen. Berühmt wurde ein Fall in den USA, wo ein junges Mädchen auf einmal Werbung für Babybedarf erhielt, weil der Computer des Onlinehändlers aus ihrem Kauf- und Surfverhalten eine Schwangerschaft errechnet hatte – noch bevor das Mädchen selbst davon wusste.

Doch das sind alles nur statistische Aussagen.

Wenn wir jedoch in einer zunehmend komplexen Welt auch unsere eigenen Entscheidungswege ebenfalls immer komplexer anlegen, verzichten wir damit auf genau das, was wir Menschen den Computern voraushaben: Intuition und Individualität.

Vielleicht ist Ihnen in einer Beziehung die Romantik wichtig, vielleicht die Sicherheit, vielleicht sind es viele Gemeinsamkeiten. Dating-Webseiten machen im Grunde nichts anderes, als lange Listen von Vorlieben und Informationen miteinander abzugleichen. Sie bringen in Einklang, was wir über uns wissen und bereit sind preiszugeben. Aber wenn sich zwei Menschen begegnen, dann muss auch, wie man so schön sagt, »die Chemie stimmen«. Wir müssen einander zum Beispiel wortwörtlich riechen können. Ebenso müssen wir gegenseitig mit all dem klarkommen, was nicht den Weg in den Fragebogen fand.

Alle Argumente, die vielleicht sachlich für eine*n bestimmte*n Partner*in sprechen, nützen nichts, wenn wir lieber allein bleiben, als mit ausgerechnet ihr oder ihm Zeit zu verbringen. Und das ist gerade kein komplexes, sondern ein alles andere schlagendes, sehr einfaches Gegenargument.

Aus Gemeinsamkeiten können sich Freundschaften ergeben, aus Freundschaft kann Liebe werden. Klar. Aber wenn Sie jemanden trotz aller Gemeinsamkeiten von Anfang an blöd finden, wird es schwer.

Ähnlich ist es mit Jobs, Autos, Umzügen, der Berufswahl und Einkäufen aller Art. Wir können uns noch so lange klarmachen, was alles für irgendetwas spricht – wenn es uns intuitiv widerstrebt, ist daran nicht viel zu ändern. Hinzu kommt, dass sich unsere Vorlieben natürlich im Lauf des Lebens auch verändern (können). Vielleicht legen Sie als junger Mensch Wert auf Status, Geld, Ansehen, Karriere. Und später sind Ihnen Lebensfreude, Gesundheit und Sicherheit wichtiger. Oder umgekehrt.

Handlungsfähig bleiben

Entscheidend für die Zufriedenheit ist es, handlungsfähig zu bleiben oder wieder zu werden. Und dafür müssen wir entscheidungsfähig sein. Denn ohne Entscheidung keine Handlung. Machen wir uns klar, welche Entscheidungen mit dem Kopf gefällt werden können oder sollten und welche mit dem Bauch, gelingt das leichter:

Kopf	Bauch	Kopf & Bauch
Situation, Argumente und Zusammenhänge sind bekannt oder vorhersehbar.	Situation, Argumente und Zusammenhänge sind nicht bekannt oder lassen sich nicht hinreichend vorhersagen.	Einige Argumente sind bekannt, aber die Entscheidung hat zugleich eine emotionale oder ungewisse Komponente.

In der Tendenz lässt sich beobachten: Je komplexer unsere Überlegungen werden, desto weniger nützlich sind sie. Verworrenheit ist ein deutlicher Hinweis auf Ungewissheit. Lässt diese sich nicht auflösen, bleibt uns am Ende sowieso nichts anderes übrig, als sie zu akzeptieren.

Entscheidungen über Entscheidungen

Diese Problematik betrifft viele Lebensbereiche. Welche Kaffeemaschine liefert ein leckeres Gebräu, ist einfach zu bedienen und möglichst wenig umweltschädlich? Ist es besser, auf dem

Wochenmarkt einzukaufen oder im Biomarkt? Ist Fisch besser als Fleisch? Und sollte man eher mit dem Auto zum Biobauernhof fahren oder mit dem Rad zum näheren Discounter? Welches ist die beste Schule für mein Kind? Und ist Sozialkompetenz wichtiger als Naturwissenschaften? Sind Menschen wirklich rationale Wesen? Wenn ja, regelt Adam Smiths »unsichtbare Hand« des Marktes wirklich alles zum Besten und erzeugt aus zahllosen egoistischen Handlungen die beste aller möglichen Welten?

Es ist nicht etwa so, dass überraschend viele Dinge verdammt kompliziert wären. Sondern es sind verdammt wenig Dinge wirklich einfach.

Wut als Impulsgeber

Es scheint also, als wüssten wir über die Zukunft weniger, als wir annehmen. Muss man daraus schließen, dass jede Handlung reines Lottospiel ist? Nach dem Motto: Kann gut ausgehen, muss aber nicht?

Und wenn ja, wohin dann mit unseren Handlungsimpulsen? Die ja oft eine große Intensität haben, ausgelöst durch Wut, Frust, Empörung, Enttäuschung ... Sollen wir die einfach resigniert beiseiteschieben, bringt ja alles doch nichts?

Ein solches Umschlagen aus einem übergroßen Glauben an die Macht des eigenen Handelns in komplette Ohnmacht scheint mir unbegründet. Vielfach können wir Entscheidungen treffen, die eine deutlich größere Chance auf den gewünschten Effekt haben als andere. Außerdem führt das Herunterschlucken von negativen Emotionen bekanntermaßen zu Unzufriedenheit oder gar Selbsthass.

Wir sollten uns von der eigenen Wut, Empörung oder Unzufriedenheit erst recht motivieren lassen! Und zwar aus zwei Gründen: Erstens sind alle institutionellen Arrangements, Hierarchien und Konstellationen menschengemacht. Sie werden geprägt durch ihre Mitglieder. Folglich haben wir die Möglichkeit, direkt oder indirekt Einfluss auf diese Menschen zu nehmen. Vielleicht nicht so viel, wie wir gern möchten, und vielleicht auch nicht so schnell, wie es uns lieb wäre. Aber grundsätzlich geht es. Zweitens ist Wut ein starker Impulsgeber. Es wäre doch schade, diese Energie zu verschwenden, statt sie in die Verbesserung der Lebensumstände fließen zu lassen. Um einen echten Beitrag zu leisten, müssen wir diese Emotionen jedoch reflektieren und kanalisieren. Denn der ungefilterte Ausdruck intensiver negativer Emotionen löst beim Gegenüber (von dem ich ja eine Veränderung will oder zumindest ein Nachdenken über Veränderung) Angst und Abwehr aus. Das kennt jede*r: Wenn mich jemand anschreit, schreie ich zurück oder laufe weg, aber ich denke nicht über den Inhalt des Geschreis nach.

Austausch, Kompromisse und Konsens verlangen nach einer inneren Beruhigung. Das mag anstrengend sein, nervtötend, schwierig. Und, wie gesagt, die Veränderung kommt fast nie so schnell, wie man will. Aber ist das ein Grund, der Gesellschaft quasi innerlich zu kündigen und sich ins Dunkel der eigenen Machtlosigkeit zu verkriechen? Nein, finde ich nicht.

Sich selbst gedanklich verändern

Vielleicht denken Sie mittlerweile: Gut und schön, aber ich bin doch, wie ich bin! Das stimmt aber nicht. Unsere Persönlichkeit, unsere Weltsicht und unsere Fähigkeiten wachsen mit der Zeit. Sie entstehen und verändern sich im Tun.

So wie wir bestimmte Bewegungen verinnerlichen können, gewöhnen wir uns auch bestimmte Gedanken an. Die neuronalen Verbindungen zwischen Gehirnbereichen, die oft gemeinsam genutzt werden, verdichten sich. Es bilden sich sozusagen »gedankliche Schnellstraßen«. Doch die sind nicht ein für alle Mal angelegt, sondern wir können umdenken und die Schnellstraßen in unserem Kopf dadurch umbauen. Wir haben die Möglichkeit, uns immer wieder auf das zu konzentrieren, was wir für richtig halten. Wenn Sie zum Beispiel die Welt lieber etwas positiver sähen, können Sie Ihr Augenmerk auf die Dinge lenken, die schön sind und gut klappen. Wären Sie gern etwas sorgfältiger, so können Sie bewusst Raum für einen Moment der Zufriedenheit schaffen, wenn Sie etwas gründlich erledigt haben. Möchten Sie konzentrierter bei der Sache bleiben, dann kehren Sie, sobald Sie das Abschweifen Ihrer Gedanken bemerken, mit einem wohlwollenden Lächeln wieder zum Thema zurück.

Sie können sich wortwörtlich »in Geduld üben«, indem Sie jedes Mal, wenn Ungeduld in Ihnen aufkommt, ein klein wenig länger durchhalten und ruhig bleiben, als Sie gern möchten. Das macht Sie nicht von heute auf morgen grenzenlos langmütig. Aber auf diese Weise werden Sie unter Stress ganz von allein geduldiger sein, als Sie es ohne die Übung wären.

Das klingt fast banal und nach Kleinkram. Doch in Wahrheit markiert dieses Vorgehen eine der weitreichendsten Möglichkeiten, konkret Einfluss auf unsere Reaktionen und damit auf das Leben insgesamt zu nehmen.

Systemische Probleme

Spätestens seit den Achtzigerjahren des vergangenen Jahrhunderts zog sich in der westlichen Welt der Staat aus immer mehr Bereichen zurück. Das sollte mehr Freiheit für den einzelnen Bürger bringen, brachte ihm jedoch zugleich auch mehr Verantwortung. Das an sich ist ja nicht schlimm. Solange man Bescheid weiß und sich kümmern kann, ist alles klar. Vermutlich unbeabsichtigt wurde bei der Gelegenheit aber auch Verantwortung für Bereiche oder Themen an Einzelpersonen delegiert, auf die diese Menschen wenig Einfluss haben, wie die sozialen Aufstiegschancen beispielsweise. Oder versuchen Sie mal, ohne Guthaben auf dem Konto einen Kredit aufzunehmen. Gar nicht so einfach. (Dabei braucht man einen Kredit doch gerade dann, wenn man kein Geld hat.)

Manche Dinge sind auf diese Weise »systemisch«, also im System weitgehend festgelegt. Beispielsweise gibt es faktisch keinen Grund dafür, dass ein normaler Vollzeitjob ausgerechnet zwischen 35 und 40 Stunden pro Woche dauern muss. Man könnte die Arbeitswelt auch ganz anders einrichten, sodass viele Männer mehr Freizeit hätten und weniger Frauen in der Teilzeitfalle (und häufig daraus folgend in der Altersarmut) landen. Aus Sicht einer einzelnen Firma ist das aber natürlich aufwendig und daher unattraktiv.

Wenn wir uns zum Beispiel eine Gesellschaft wünschen, in der Freizeit (Stichwort: Work-Life-Balance), Karriere, Familie, und vielleicht sogar noch eine gewisse Sinnhaftigkeit von Arbeit miteinander vereinbar sind, dann ist es zielführend, das System zu ändern. Und nicht bei Einzelpersonen den Eindruck zu erwecken, sie wären nur nicht gut genug organisiert.

Oder wer die knallharten Schönheitsideale für Frauen als Zumutung ansieht, könnte – statt in Selbsthass zu verfallen und/oder sich in therapeutische Behandlung zu hungern – auf der persönlichen Ebene anfangen, solche Wertmaßstäbe nicht mehr anzulegen. Oder sogar offen infrage zu stellen. Zugleich könnten wir unseren Zorn gegen die Strukturen richten und uns für deren Veränderung einsetzen. Bei Wahlen oder auch innerhalb jeder Organisationsform, deren Teil wir sind.

Ist es möglich, vorher sicher zu wissen, mit wie viel Einsatz wir wie viel Erfolg erzielen werden? Leider nicht. Das heißt aber keineswegs, dass es purer Zufall ist, ob wir etwas bewegen. Wenn wir unsere Überzeugungen, unsere Talente und unseren zeitlichen Einsatz bewusst kombinieren, wird sich etwas tun. Wie viel bleibt offen. Aber steter Tropfen höhlt den Stein. Es gibt also keinen Anlass, den Kopf in den Sand zu stecken. Sondern, im Gegenteil, gute Gründe, aktiv zu bleiben oder zu werden. Im Kleinen, im Individuellen, wie auch (gesamt)gesellschaftlich.

Ungleichheit und Ungerechtigkeit

Häufig wird denjenigen, die etwas ändern wollen, entgegengehalten, es hätte sich doch schon so viel getan. Das stimmt – und ist doch kein Gegenargument. Das sogenannte Tocqueville-Paradox (benannt nach dem französischen Historiker Alexis de Tocqueville) besagt, dass die Sensibilität für die verbliebenen Ungleichheiten umso größer wird, je geringer die Ungleichheit insgesamt wird. Es ist ein bisschen wie mit einem vermüllten Wohnzimmer. Hat man schon weitgehend aufgeräumt, ist die Rest-Unordnung viel sichtbarer. So kommt es, dass sich Situationen (insgesamt) verbessern, aber die Klagen trotzdem lauter werden.

Hinzu kommt, dass viele Menschen Ungleichheit mit Ungerechtigkeit gleichsetzen. Tatsächlich kann eine Ungleichbehandlung oder -verteilung auch wirklich ungerecht sein. Muss aber nicht.

Wer diese beiden Details im Kopf behält, kann leichter herausfiltern, was man selbst für relevant hält, und warum. Um dabei nicht auszubrennen, brauchen wir nicht nur Hoffnung und Mut. Wir brauchen auch Resilienz, um die unvermeidlichen Niederlagen zu ertragen. Wie das gelingen kann, darum geht es im folgenden Kapitel.

8

ENERGIEHAUSHALT

Warum Resilienz gesünder ist als Perfektion (und wie man sie erlernen kann)

Resilienz ist die Fähigkeit, sich nach einem Schicksalsschlag wieder zu berappeln. Motto: Hinfallen, aufstehen, Krone richten, weitermachen. Perfektion ist absolut und hartleibig. Resilienz ist spontan und anpassungsfähig. Sie ist auf unterschiedliche Weise erlernbar, nicht nur durch Überzeugungsarbeit, sondern auch durch praktische Übungen.

Das Ziel dabei ist nicht ergebener Fatalismus, ein widerstandsloses Hinnehmen aller Ereignisse. Sondern eine gesunde und kluge Unterscheidung zwischen Dingen und Geschehnissen, die wir zulassen können und mit denen wir leben lernen sollten, und Momenten, in denen wir unsere Kräfte bündeln und es noch einmal (vielleicht anders) versuchen sollten.

Du faules Stück!

Perfektionismus wird uns als anstrengend, aber doch grundsätzlich positiv verkauft. Erstens, weil das Streben nach Perfektion auf den Wunsch einzahlt, jemand Besonderes zu sein. Einstein, Michelangelo, Galileo oder auch Trump – keiner von ihnen hat sich mit halben Sachen zufriedengegeben. (Über dieses Streben nach dem Außergewöhnlichen haben wir bereits ab Seite 69 gesprochen).

Zweitens ist Perfektionismus sehr arbeitsintensiv. Perfektionisten gehen über ihre Grenzen und sind dann zutiefst erschöpft. Diese Erschöpfung ist einerseits unangenehm und andererseits zutiefst zufriedenstellend in einer Gesellschaft, in der Erschöpfung als Statussymbol gilt.

Das muss man sich wirklich mal auf der Zunge zergehen lassen. Wenn Sie jemanden fragen: »Hey, wie geht's?«, und sie oder er antwortet ernsthaft: »Gut, danke!«, dann denken Sie doch auch sofort: Du faules Stück.

Wer auf sich achtet, Pausen macht und die eigenen Ressourcen schont, ist ganz offensichtlich nicht wirklich leistungsorientiert, sondern ein »slacker«: Jemand, der sich mit dem geringstmöglichen Aufwand durchs Leben schlawinert. Sehr wahrscheinlich jemand, den Sie vorsichtshalber weder einstellen noch heiraten würden. Nicht ohne Grund sind die beliebtesten »persönlichen Schwächen« in Bewerbungsgesprächen Ehrgeiz und Perfektionismus.

Wir wissen alle, dass Perfektionismus, wie auch übermäßiger Ehrgeiz, uns im Alltag eher nervig erscheinen lässt. Trotzdem sehen die meisten von uns diese Eigenschaften als eher positiv an. Was könnte auch schlimm oder schädlich daran sein, das Beste zu wollen und zu geben?

Perfektion ist ein Schutzschild

Die US-Soziologieprofessorin Brené Brown forscht seit Jahrzehnten über Scham und Schuld. Beides unangenehme Gefühle, aber mit dem einen können wir sehr viel leichter umgehen als mit dem anderen. »Schuld« empfinden wir, wenn wir etwas falsch gemacht haben. Dafür können wir uns entschuldigen, wir können die Verantwortung übernehmen und daraus lernen. »Scham« entsteht, wenn wir oder jemand anderes der Ansicht sind, unsere Persönlichkeit oder unser Charakter wäre nicht okay. Dagegen lässt sich nicht viel tun. Scham wird nicht ausgelöst durch eine Sachkritik, sondern durch einen diskreditierenden Angriff auf die Integrität der Person. Das kann in der Kindererziehung geschehen, in Beziehungen oder im Job. Immer wenn der Vorwurf eine Variante ist von »Bist du eigentlich dumm?«, soll Scham erzeugt werden.

Das geht so leicht und ist so effektiv, weil evolutionsbiologisch eine der größten Gefahren für unser Überleben darin bestand, aus dem Stamm, der Gruppe oder dem Familienverband verstoßen zu werden. Wenn jemand einen Fehler macht (Schuld), passiert das normalerweise nicht. Aber es wäre zu befürchten, wenn jemand menschlich eine Niete ist (Scham). Daher ist uns die Empfindung von Scham sehr unangenehm. Und wir wollen sie um fast jeden Preis vermeiden.

Das tun wir, so Brown, mithilfe unterschiedlicher Schutzschilde. Dazu gehört, der eigenen Freude nicht zu trauen (in der Hoffnung, dann nicht enttäuscht zu sein, wenn etwas Schlimmes passiert). Ebenso die emotionale Betäubung, zum Beispiel durch Alkohol, Drogen, Arroganz und Sarkasmus. Und ein »20 Tonnen schwerer Schutzschild« (Brown) ist eben der Perfektionismus. Er soll uns vor Vorwürfen schützen, denn wer alles richtig macht, kann ja keinen Ärger kriegen. Leider klappt das gleich zweifach nicht: Erstens nervt der Perfektionismus andere und oft auch uns selbst – wir zahlen also einen hohen Preis für diesen Versuch, Kritik zu entgehen. Und zweitens klappt es am Ende meist doch nicht. Irgendwas ist immer, wir können uns noch so viel Mühe geben, die Nächte durcharbeiten und knapp am Rande des Erschöpfungssyndroms entlangsurfen – irgendwer wird trotzdem irgendwas finden und uns einen Vorwurf machen.

Wie gut soll ich denn noch werden?

Browns überraschendes Ergebnis jahrzehntelanger Befragungen von Menschen, die seltener an Schamempfinden leiden: Sie haben gelernt, verletzlich zu sein. Entweder als Kinder oder später im Leben. Das klingt erst mal beängstigend, ist aber auf die Dauer eine Erleichterung. Wer das kann, muss die Zuweisung von Schamgefühlen nicht mehr enttäuscht oder panisch hinnehmen. Sondern kann sie überprüfen. War es wirklich ein Charakterfehler von mir, die Milch vom Tisch zu stoßen, die Präsentation zu vermasseln oder zu spät zu einer Verabredung zu kommen? Oder war es vielleicht zwar ein

Fehler oder ein Versehen, aber kein Zeichen für eine defekte Persönlichkeit?

Wer beginnt, die Situationen mit Abstand zu beobachten, stellt häufig fest, dass die lautesten Vorwürfe von Personen kommen, die ihre eigene, etwas wackelige Position auf diese Weise stabilisieren möchten. Sie fühlen sich vielleicht im Job fachlich überfordert oder sind in der Beziehung aus irgendeinem Grunde unsicher – da tut es ihnen erst mal gut, diese negativen Gefühle jemand anderem zuzuschieben. Auf die Dauer entsteht so aber ein unheiliger Kreislauf aus Vorwurf und Abwehr, der leider nicht durch den Versuch zu durchbrechen ist, alles richtig zu machen.

Denn beim Perfektionismus geht es nicht um die Sache. Es geht der Perfektionistin oder dem Perfektionisten darum, die Angst vor der Scham in Schach zu halten. Die Angst vor dem persönlichen Scheitern. Und es geht den Fordernden darum, nicht selbst Verantwortung zu übernehmen, sondern sich stattdessen hinter Ansprüchen zu verschanzen und sich durch die Kritik an anderen selbst zu erhöhen.

Wer sich verzweifelt fragt: »Wie gut soll ich denn noch werden?«, ist der Antwort bereits auf der Spur. Auch wenn es wirklich sehr schwerfällt, den bislang als sinnvoll und lobenswert anerkannten Ideal-Maßstab loszulassen.

Gas geben, wo es wirklich was bringt

Eine Angst kann ich Ihnen immerhin nehmen: Sich vom eigenen Perfektionismus freizusprechen heißt nicht, Leistungsdenken abzulehnen oder nur noch Schrott abliefern zu wollen. Man kann auch eine befriedigende Beziehung, eine saubere Wohnung oder eine tolle Karriere haben wollen, ohne sich dafür auf die Krücke des Perfektionismus stützen zu müssen.

Denn die verspricht nur eine Pseudo-Sicherheit. Wer alles richtig macht, so das Versprechen, hat nichts zu befürchten und wird letztlich für den grandiosen Einsatz belohnt werden. Aus Erfahrung wissen wir bereits, dass das nicht stimmt. Schon deshalb, weil es eben gar nicht möglich ist, alles richtig zu machen.

Es gilt, diese Tatsache auszuhalten. Und zu unterscheiden zwischen dem, worum es geht, und dem eigenen Charakter. Natürlich ist es mühsam, immer wieder im Einzelfall abzuwägen, ob man noch mehr Arbeit oder Einsatz in etwas hineinsteckt oder nicht. Es scheint viel einfacher, ein für alle Mal zu entscheiden, immer das Beste zu geben. Klappt nur leider nicht.

Perfektionistinnen und Perfektionisten haben letztlich nur eines perfektioniert: die Selbstausbeutung. Deshalb ist diese Eigenschaft bei Arbeitgebern und Beziehungspartnern auch so beliebt.

Und deshalb ist es Zeit, damit Schluss zu machen. Die Frage, die wir uns selbst stellen, darf nicht mehr lauten: War ich okay? Sondern sie muss lauten: Habe ich mir Mühe gegeben? Nur wir selbst können uns durch diese Entscheidung vor dem unangenehmen Gefühl der Scham schützen. Denn Perfektionismus ist nicht dasselbe wie das Streben nach Exzellenz, nach der bestmöglichen Lösung. Perfektionismus ist der (oft verzweifelte) Versuch, für das Ergebnis gelobt oder wenigstens nicht zur Schnecke gemacht zu werden.

Durch diese Änderung der Sichtweise können wir in wesentlich größerem Umfang kontrollieren, wie gut und sicher wir uns fühlen. Nach wie vor haben wir keine vollständige Kontrolle darüber, ob alles klappt und ob jemand mit uns zufrieden sein wird oder nicht. Aber von dessen Lob oder Kritik hängt nicht mehr (gefühlt) unser Leben ab. Wir empfinden weniger Angst. Das ist schon mal eine Erleichterung.

Was wir ebenfalls kontrollieren können, ist der jeweilige Einsatz. Und zwar einerseits inhaltlich: Was wollen wir tun und warum? Aber auch die Intensität: Wie wichtig ist uns eine Interaktion und warum? So können wir weiterhin Gas geben, wenn es wirklich etwas bringt.

Woher kommen Handlungsimpulse?

Zunächst sollten wir uns klarmachen, was wir überhaupt meinen, wenn wir von »Handlungen« sprechen. Zu handeln bedeutet, etwas zu tun. Doch woher kommt der Impuls, etwas zu tun?

Neurowissenschaftler konnten 1984 mithilfe von Gehirnscans zeigen, dass sich nicht eindeutig klären lässt, ob Handlungsimpulse entstehen und gesendet werden, bevor uns dies bewusst ist. Wenn Sie also denken: »Ich möchte den rechten

Arm heben«, dann ist es möglich, dass der Bewegungsimpuls bereits zur Armmuskulatur unterwegs ist, *bevor* Sie Ihren Gedanken wahrnehmen. (Gemeint sind hier nicht reflexhafte, sondern bewusste Bewegungen.) Seitdem wird diskutiert, ob wir unser Handeln also überhaupt steuern, und wenn ja, in welchem Umfang. Oder ob wir handeln – also etwas tun – und dies erst im Nachhinein gedanklich rechtfertigen.

Für komplexere Handlungen, denen längere Überlegungsphasen vorausgehen, scheint das unplausibel. Dennoch ist die Untersuchung natürlich spannend in Bezug auf die Frage, was wir unter Kontrolle haben (können), und was sich außerhalb unserer Kontrolle befindet. Wir wissen aktuell zumindest, dass wir nicht genau wissen, wo diese Grenze zwischen Denken und Handeln überhaupt verläuft. Und auch nicht, ob es überhaupt eine echte Grenze ist, oder vielleicht eher so etwas wie eine Überlappung.

Vom Wünschen und Wollen

In der Handlungstheorie unterscheidet man zwischen »wünschen« und »wollen«. Dem Handeln geht immer ein Wollen voraus. Mit anderen Worten: Wir können nur tun, was wir tun wollen. (Was zugleich heißt: Wir tun nicht, was wir nicht tun wollen. Und: Was wir faktisch tun, wollten wir auch tun.) Die Folge daraus ist, dass wir für alle unsere Handlungen auch verantwortlich sind.

Im Gegensatz dazu steht das Wünschen. Wir können uns

Dinge wünschen, die unmöglich sind: ein Einhorn zu sein, aus eigener Kraft zu fliegen wie ein Vogel, zehn Jahre jünger zu sein. Wir können aber nur Dinge wollen, die zumindest möglich sein könnten: zehn Jahre jünger aussehen, durch die Luft zu gleiten wie ein Vogel, ein Einhorn züchten. Daran lässt sich arbeiten.

Diese Unterscheidung klingt erst einmal nach Wortklauberei. Beispielsweise kann eine Frau nicht Papst werden wollen, weil der Papst per Definition ein Mann sein muss. Sie könnte sich aber wünschen, Papst zu werden (das würde dann beinhalten, ein Mann zu werden).

Eine Frau kann aber sehr wohl wollen, dass Päpste auch weiblich sein könnten. Und wenn es möglich geworden wäre, dass eine Päpstin der katholischen Kirche vorsteht, dann könnte die Frau auch Päpstin werden wollen.

Was aber nützt einem solche Haarspalterei im Alltag? Ein wichtiger Aspekt ist, dass wir entgegen den eigenen Wünschen handeln können. Wir können uns zum Beispiel wünschen abzunehmen. Und trotzdem zwei Tafeln Schokolade essen. Weil wir uns am Ende für die eine Handlung und gegen die andere entschieden haben.

Man kann es auch so sehen, dass wir manchmal widersprüchliche Wünsche auf unterschiedlichen (zeitlichen) Ebenen haben. Ich kann nicht jetzt sofort dünner sein, habe aber jetzt gerade Lust auf Schokolade. Auf diese Weise kann ich mich um die Erkenntnis herumdrücken, dass mein Handeln jetzt Auswirkungen auf mein Gewicht zu einem späteren Zeitpunkt haben wird. Beispielsweise, indem ich mit einem Schokoriegel im Mund den »festen Vorsatz« fasse, heute Abend nur einen Salat zu essen.

Daran zeigt sich auch schon der zweite wichtige Aspekt: Handeln können wir immer nur in der Gegenwart. Ich kann mir vornehmen, heute Abend nur einen Salat zu essen. Ich kann es aber jetzt gerade nicht tun. Und heute Abend kann ich Salat essen – oder auch nicht. Ich kann sogar Salat kaufen, anrichten und auf den Tisch stellen – und mich dann doch noch für einen Burger entscheiden. Alles ist möglich bis zu dem Moment, in dem ich handle.

Keine Handlung ist ungewollt

Viele Menschen würden gern die grundsätzliche Entscheidung treffen, weniger zu essen oder mehr Sport zu treiben. Sie glauben, es wäre gut für sie, wenn es später keine Möglichkeit mehr gäbe, anders zu handeln.

Es liegt aber ein großes Geschenk in der Tatsache, dass jedes Handeln unmittelbar aus dem Wollen folgt. Es bedeutet nämlich, dass wir zu jedem Zeitpunkt frei sind zu tun, was wir tun können. Aus den unterschiedlichsten Gründen sind alle möglichen Sachen nicht umsetzbar. Aber was geht, darüber haben wir dann auch die Kontrolle. Nicht ein für alle Mal, sondern jedes Mal wieder.

Ergänzend können wir nun überlegen, warum wir etwas tun (und wollen). Die Handlungstheorie sagt: Wir tun A, weil wir B wollen und zugleich glauben, dass A zu B führt. Konkret: Wir trinken ein Glas Wasser, weil wir unseren Durst löschen wollen und glauben, dass ein Glas Wasser zu trinken unseren Durst löscht. Wir bringen Rosen mit, weil wir der Partnerin oder dem

Partner unsere Zuneigung zeigen wollen und glauben, dass Rosen mitzubringen ihr oder ihm dies deutlich macht. Wir essen Schokolade, weil wir hungrig/unsicher/traurig sind und glauben, dass wir uns satt/sicher/getröstet fühlen, wenn wir Schokolade essen. Oder, um das Beispiel nicht psychologisch zu überfrachten: Wir essen Schokolade, weil wir Schokolade mögen, und glauben, dass wir es genießen werden, Schokolode zu essen.

Alles klar?

Auf dieser Grundlage können wir nun versuchen, den eigenen Handlungen (= dem eigenen Wollen) auf die Spur zu kommen. Warum tue ich, was ich tue? Was bezwecke ich damit in Wahrheit? Betrachtet durch die Brille der Handlungstheorie erfolgt keine Handlung ohne ein Wollen. Auch wenn uns dies oft nicht bewusst ist.

Je öfter wir rückblickend herausfinden, was uns in einer bestimmten Situation geritten hat, desto besser lernen wir uns kennen. Und desto besser können wir die eigenen Schwächen und Stärken einschätzen, unsere Vorlieben und Abneigungen. Je mehr wir darüber wissen, was uns wichtig ist und was nicht, was wir für richtig halten und was nicht, desto leichter können wir uns nach einem Fehlschlag wieder aufrappeln. Weil wir wissen, wohin wir unterwegs sind.

Mittel zum Zweck

Noch eine weitere Unterscheidung ist interessant, nämlich die zwischen Zwecken und Mitteln. Mittel sind das, was ich tue (oder brauche), um einen Zweck zu erreichen. Eine Tragetasche ist mein Mittel zu dem Zweck, die Einkäufe nach Hause zu bringen. Zu trinken ist mein Mittel, um den Durst zu löschen.

Es gibt aber auch Dinge, die tun wir mehr oder weniger um ihrer selbst willen. Sie sind also ihr eigener Zweck. Man kann zu Fuß gehen, um von A nach B zu kommen. Man kann auch wandern, weil es gesund ist (dann wäre das Wandern das Mittel und die Erhaltung unserer Gesundheit der Zweck). Wir haben jedoch auch die Möglichkeit, spazieren zu gehen, weil es uns Freude macht. Dann gehen wir spazieren, um spazieren zu gehen. Mittel und Zweck sind identisch.

Für unsere Überlegungen entscheidend ist jedoch nicht, möglichst sauber zwischen Mittel und Zweck zu unterscheiden. Sondern ich möchte Ihre Aufmerksamkeit darauf lenken, dass unser Handeln manchmal in erster Linie eine Art Werkzeug darstellt. Manchmal ist es aber auch reiner Selbstzweck.

Vielleicht lesen Sie dieses Buch, weil es Ihnen Freude macht. Vielleicht lesen Sie es, um mehr darüber zu erfahren, was sich kontrollieren lässt und was nicht. Im Idealfall sogar beides.

Wenn wir also unser eigenes Handeln mit Blick auf die Auslöser und die Motivation betrachten, müssen wir Raum dafür lassen, dass wir manches tun, um ein bestimmtes Ziel zu erreichen (auch wenn wir uns das vielleicht bisher noch nie offen eingestanden haben). Andererseits unterliegt nicht jede Handlung einer rein nutzwertigen Logik.

Wie unser Wollen sich verändert

Spannend ist darüber hinaus die Frage, ob wir kontrollieren können, was wir wollen. Einerseits gibt es die berühmte Aufforderung, jetzt bitte nicht an einen rosa Elefanten zu denken.

Und? Woran haben Sie gerade gedacht?

Andererseits haben wir alle schon diese Erfahrung gemacht: Manchmal wollen wir etwas, denken eine Weile darüber nach – und wollen dann etwas anderes. Auf alle Fälle können wir dazulernen und sind zugänglich für Argumente und Reflexion. Unser Wollen – und damit unser Handeln – kann sich ändern. Zum Beispiel, wenn jemand Nichtraucher wird. Oder wenn wir als Kind Blauschimmelkäse scheußlich fanden, ihn aber jetzt mögen.

Wenn Forscher herausfinden, dass eine bestimmte Virenart vor allem über die Atemluft übertragen wird, kann das dazu führen, dass wir mehr oder weniger freiwillig einen Mund-Nasen-Schutz tragen. Um uns und andere zu schützen. Das haben wir zuvor nicht getan, nun tun wir es.

Oder wenn jemand erfährt, dass die Partnerin oder der Partner eine Affäre hat, kann das dazu führen, dass sie oder er weniger Zeit mit ihr oder ihm verbringen oder sich vielleicht sogar trennen möchte. Was derjenige will, hat sich also verändert.

Neue Erkenntnisse können Handlungsveränderungen auslösen. Diese Erkenntnisse können faktisch sein, wie in den Beispielen oben. Sie können aber auch aus unserer Innenwelt kommen und rein gedanklicher Natur sein. Zum Beispiel können wir ein paar Jahre lang versuchen, uns als Straßenkünstler durchzuschlagen und total happy damit sein. Aber irgendwann überkommt uns vielleicht ganz unerwartet das Bedürfnis nach einem zuverlässigeren Einkommen oder einem überdachten Arbeitsplatz. Wir wollen dann nicht mehr Jongleur oder Musiker sein, sondern wir wollen regelmäßig Geld verdienen oder nicht mehr vom Wetter abhängig sein. Also passen wir unsere nachfolgenden Handlungen den neu entwickelten Wünschen an.

Wollen, was ich wollen sollte

Offensichtlich können wir auch nur durch Nachdenken und Abwägen zu dem Schluss kommen, uns von jemandem zu trennen, uns an wissenschaftliche Erkenntnisse zu halten, den Job zu wechseln. Das muss nicht »von alleine« geschehen, sondern kann das Ergebnis eines bewusst eingeleiteten und gestalteten Prozesses sein.

So wie beispielsweise eine glückliche Partnerschaft das Ergebnis des Entschlusses sein kann, sich bei einer Dating-Börse anzumelden. Obwohl man sich vorher genau dagegen jahrelang gesträubt hat.

Es gibt also Möglichkeiten, daran zu arbeiten und zu beeinflussen, was wir wollen. Und doch scheint es außerhalb unserer Reichweite zu liegen, bewusst festzulegen, was wir »wollen sollen«. Wenn die Argumente uns nicht wirklich überzeugen, wenn wir nicht mit dem Herzen dabei sind, dann wissen wir zwar, was wir für richtig halten – und wollen eben doch etwas anderes. Entsprechend werden wir dann handeln, indem wir entweder mal so und mal so agieren. Oder gleich tun, was wir wirklich wollen. Und nicht, was wir bloß wollen sollten.

Wir haben also nur begrenzte Einflussmöglichkeiten darauf, was wir wollen. Aber wir können lernen zu kontrollieren, wie wir damit umgehen, was wir wollen. Wenn wir es erst einmal herausgefunden haben. (Es ist ein bisschen wie mit einem Vexierbild: Man braucht eine Weile, bis man beide Motive erkannt hat. Danach kann man willentlich zwischen ihnen hin und her »schalten«.)

Nach innen gerichtet

Viele von uns würden gern in größerem Umfang kontrollieren, was uns widerfährt. Also die Außenwelt. Die Frage des Wollen-Könnens hingegen richtet sich darauf, dass Kontrolle nicht immer nur nach außen gerichtet sein muss. Sondern dass es auch etwas in uns gibt, das sich zumindest in gewissem Umfang beeinflussen (= kontrollieren) lässt.

Wie gut oder schlecht der Umgang mit etwas gelingt, das uns nicht in den Kram passt, und wie schnell oder langsam wir uns von Niederlagen erholen, hängt auch damit zusammen, wie gut oder schlecht wir diese innere Ambivalenz aushalten können: Einerseits nicht komplett unser eigener Boss zu sein, und andererseits manchmal aus guten Gründen gegen unsere unmittelbaren eigenen Wünsche zu handeln. Zum Beispiel, wenn wir gesünder essen oder mehr Sport machen, statt in der Sonne zu liegen und ein Eis zu schlemmen. Oder wenn wir zur Arbeit gehen, obwohl wir heute so gar keine Lust dazu haben.

Das Leben als Liste

Wer sich klarmacht, wie Handlungen zustande kommen, kann ableiten, wie auch größere Ziele erreicht werden können: Einzelaktion für Einzelaktion. Im Sport: Trainingseinheit für Trainingseinheit. Auf der Waage: Mahlzeit für Mahlzeit. Im Job: Projekt für Projekt.

Zugegeben, ein massiver Patzer kann viel Arbeit zunichtemachen. Ganz sicher in der Politik, aber auch in der Wirtschaft oder in der Liebe. Trotzdem ist das Leben im Grunde eine Liste. Wir erledigen eine Sache nach der anderen. Und im Idealfall tun wir mehr von dem, was uns nützt und uns den eigenen Zielen näher bringt. Zwischendurch auch mal zu scheitern, zu versagen oder einfach keine Lust und nicht genug Disziplin zu haben gehört dazu.

Gedankliche, digitale oder zu Papier gebrachte To-do-Listen können uns entlasten – oder zusätzlich unter Druck setzen. Ist Ihre Liste immer viel zu lang, bringen Sie sich um das Erfolgserlebnis, alles geschafft zu haben. Jedenfalls mit dieser einen Liste, diesem einen Tagwerk. Oder gehören Sie zu denjenigen, die so viele Listen führen, dass sie eine Liste mit Listen anfertigen müssen? In diesem Fall wäre weniger mehr.

Andererseits kann unser Lebensziel nicht darin bestehen, alles erledigt zu haben. Denn was sollten wir dann tun? Nichts, nicht mal in der Hängematte liegen wie der Fischer aus Bölls Geschichte (s. S. 62)? Sterben, uns auflösen? Nein, die Liste der Aktivitäten unseres Lebens braucht Einträge, solange wir atmen. Leben bedeutet zu handeln. Dafür müssen wir uns für eine Handlung entscheiden, und dabei wiederum kann eine Liste (oder der gedankliche Überblick der Ziele) hilfreich sein.

Eine Aufgabenliste abzuarbeiten klingt sklavisch. Ist aber in Wahrheit ein Ausdruck persönlicher Freiheit. Sogar dann, wenn die Aufgaben (teilweise) von anderen vorgegeben werden, wie das bei der Arbeit häufig der Fall ist. Denn letztlich entscheide ich, was ich tun will, und handele entsprechend. Was könnte machtvoller sein?

Dabei muss es keineswegs ein allem übergeordnetes Ziel geben. Zur Zufriedenheit reicht es aus, wenn unsere Handlungen sich nicht reaktiv aneinanderreihen, sondern weitgehend von uns bestimmt werden.

Größere Ziele in entsprechende Zwischenziele, Meilensteine und konkrete Aktionen zu zerlegen hat einen weiteren Vorteil. Es ist schlicht unsinnig, ein unerreichbares Ziel anzustreben. Brechen wir das Fernziel auf die zu erledigenden Handlungen herunter, überprüfen wir zugleich automatisch, ob diese realisierbar sind. Denn niemand schreibt Unmögliches auf die eigene To-do-Liste.

Memo X schreiben, um auf eine Beförderung hinzuarbeiten. Steuern zahlen, um das Sozialwesen zu unterstützen und nicht straffällig zu werden. Zum Fotografen gehen und ein Bild für die Datingwebseite machen lassen, um die Suche nach einer Partnerin oder einem Partner zu beginnen. Mithilfe unterschiedlicher Einzelaktionen realisieren wir, selbst für uns unvorhersehbar und doch handgefertigt, das größte Ziel von allen: das eigene Leben.

Anders gesagt: Die Summe dessen, was wir getan haben werden, besteht aus nichts anderem als einer Handlung nach der anderen, einem abgehakten Eintrag auf der Liste nach dem anderen. Dafür ist es egal, ob sie verschriftlicht wurde oder nicht. Der Kleinkram des Lebens ist genau das, woraus es besteht. Deshalb sollten wir uns die Listeneinträge so selten wie möglich von anderen diktieren lassen. Wir sollten uns die Ziele selbst setzen und die Listen nicht zu voll quetschen.

Jetzt denken Sie vielleicht: Der hat gut reden, aber wie soll das gehen, wenn man beispielsweise berufstätig ist und vielleicht noch Familie, Haustiere und Hobbys hat? Völlig richtig, das Leben ist kein Wunschkonzert. Vieles »müssen« wir tun, weil es zu Ergebnissen führt, die wir wünschen (was zugleich heißt, dass wir es nicht »müssen«, sondern »wollen«, auch wenn es jetzt gerade vielleicht nervt).

Bei dem Hinweis oben, die Aufgabenliste kritisch zu überprüfen, geht es vor allem darum, nicht reflexhaft alles abzuarbeiten, was andere sich wünschen, verlangen oder erwarten. Nicht alles so zu machen, wie wir es schon immer gemacht haben. Vielleicht ist es für Sie wichtig und wohltuend, Ihre Unterhosen zu bügeln. Super, weiter so! Andere Leute bügeln nicht mal mehr Hemden und kommen damit gut klar.

Warum ist das wichtig? Lassen wir die Listen zu lang werden, bleiben zu viele unerledigte Einträge übrig. Die werden zwar immer wieder auf die nächste Liste und auf den nächsten Tag übertragen, aber häufig sind genau das die Sachen, die wir eigentlich gern gemacht hätten. Nur ist immer irgendwas scheinbar Dringlicheres dazwischengekommen.

Zu wenig Einträge, und uns wird langweilig. Zu viele, und wir sind überfordert. Welche Anzahl Einträge auf der Liste Ihres Alltags stehen sollte, müssen Sie ausprobieren. Manche

Menschen schaffen mehr weg als andere, manche fühlen sich damit wohl. Andere genießen es, weniger »auf dem Zettel« zu haben. Es geht nicht um ein Verweigern, sondern um die Personalisierung des eigenen Lebens.

Besonders bizarr erscheint in dieser Hinsicht übrigens der Tipp, Selbstfürsorge als weiteren Tagesordnungspunkt einzuplanen und zum Beispiel eine halbe Stunde früher aufzustehen oder später schlafen zu gehen, um zu meditieren oder entspannt ein Bad zu nehmen. Das erhöht meiner Ansicht nach die Belastung, statt sie zu senken.

Ich will alles

Wer geduldig ist, gilt schnell als mutlos, ziellos, unmotiviert und ein bisschen angestaubt. »Manchmal bin ich etwas zu ungeduldig« ist neben »Ich bin etwas zu perfektionistisch« (s. S. 144) eine beliebte Antwort auf die Bewerbungsgesprächsfrage nach den eigenen Schwächen. Die maskiert eine Stärke zeigen soll: Ungeduldige Menschen sind zielstrebig, ehrgeizig, leistungsstark, lautet die heimliche Botschaft dahinter.

»Ich will alles, ich will alles, und zwar sofort«, hieß es in einem (für heutige Ohren sehr betulichen) Schlager im Jahr 1983. Heute geht das: Von Pizza bis zu Sexpartner*innen können wir zu jedem beliebigen Zeitpunkt praktisch alles auf dem Smartphone ordern. Filme, Musik, News und Unterhaltungshäppchen sowieso. Auch die meisten ernsthaften Fragen lassen sich mit einer Internetrecherche binnen Sekunden klären. Gesamtgesellschaftlich beobachten wir dasselbe Phänomen:

In nur wenigen Monaten wurden 2020 die ersten Impfstoffe gegen Corona entwickelt. Wir sind es mittlerweile gewohnt, dass immer mehr immer schneller geht.

Logisch also, dass Geduld als Tugend von vorvorgestern gilt.

Ungeduld ist unromantisch

Man könnte Ungeduld sogar als Gewalt gegenüber der Zeit bezeichnen. Weil wir zu erzwingen versuchen, dass etwas schneller geht. Wir rasen durch unser eigenes Leben und haken viele Zwischenstopps ab, aber genießen die Reise nur selten.

Warum haben wir mehr langjährige Freundschaften als neue? Weil Vertrauen Zeit braucht. Es lässt sich nicht kurzschließen. Wenn Ihnen jemand in der Bar, auf einer Party oder am Rande eines Meetings übermäßig viele persönliche Details von sich erzählt, um möglichst schnell Ihr Vertrauen zu gewinnen, passiert das Gegenteil: Wir werden misstrauisch und gehen auf Abstand.

Dasselbe gilt für Expertise, die für viele Karriereschritte benötigt wird. Ja, vielleicht wissen Sie viel über etwas. Aber noch fehlt die Erfahrung. Erst wenn Sie ein paar Krisen gemeistert und Probleme gelöst haben, ist Ihnen und Ihren Vorgesetzten klar: Es kann weitergehen.

Geduld heißt nicht nur, gute Miene zum bösen Spiel zu machen, wenn sich der Zug verspätet. Mit der Fähigkeit zur Geduld geht der lange Atem einher, weit entfernte Ziele zu verfolgen. Ein Teil der Geduld ist die Fähigkeit, eigene unmittelbare Wünsche und Bedürfnisse zurückzustellen. Nötig ist auch eine gewisse Frustrationstoleranz, um diese Etappen-Enttäuschungen auszuhalten.

Geduld muss nicht zwangsläufig zum Ziel führen. Ein beliebter Topos romantischer Komödien ist immer noch das ausdauernde Werben um die Heldin, bis die am Schluss in ihrem Gegenüber doch noch die wahre Liebe erkennt. In Wirklichkeit wäre das wohl Stalking; wer im echten Leben nach ein paar Wochen oder Monaten nicht vorangekommen ist, sollte besser weiterziehen, als Jahre zu warten und weiterzugraben. Denn wir können schlicht nicht »machen«, dass sich jemand in uns verliebt. Die Kunst besteht also darin zu erkennen, wann Geduld angebracht ist und wann nicht.

Abwehr der Gegenwart

Zudem wird Geduld oft als nach außen gerichtete Eigenschaft gesehen. Viel wichtiger jedoch ist sie uns selbst gegenüber. Wer mit sich ungeduldig ist, sagt im Grunde ständig: Sei anders, verändere dich schneller. Doch wenn man das könnte, täte man es ja. Geduld uns selbst gegenüber beinhaltet eine sanfte Akzeptanz der Tatsache, dass wir jetzt gerade so sind, wie wir sind. Was ohnehin der Fall ist, ob wir es nun akzeptieren oder uns darüber ärgern.

Das Gras wächst auch nicht schneller, wenn man daran zieht. Nicht durch Aufschlagen, durch Ausbrüten wird ein Küken aus dem Ei.

Eine so verstandene Geduld kann dabei helfen, die eigenen inneren Widersprüche zu versöhnen, indem sie erst einmal überhaupt bestehen dürfen. Menschen können in unterschiedlichen Kontexten unterschiedliche Eigenschaften an den Tag legen. Wir müssen nicht berechenbar und immer gleich agieren – genau das ist es ja, was wir als »menschlich« ansehen. Vielleicht sind wir deshalb auch so ungeduldig mit Maschinen, die nicht tun, was sie (unserer Meinung nach) tun sollen. Wir schütteln die Fernbedienung, schlagen gegen den Kopierer, weil es ihnen gegenüber keinen Grund zur Nachsicht gibt. Sie müssen immer auf dieselbe Weise funktionieren.

Viele Menschen sind der Ansicht, Geduld und Ungeduld ließen sich so wenig steuern wie andere emotionale Reaktionen. Doch wir haben stets die Freiheit, unseren inneren Status zu registrieren und »umzuschalten«. Natürlich bringt es nichts, ungeduldig von uns selbst zu verlangen, geduldiger zu sein. Doch wir können uns, wenn wir wollen, immer wieder ein wenig mehr in Richtung einer geduldigen Akzeptanz bewegen. Jedenfalls dann, wenn wir erkannt haben, dass Ungeduld in einer bestimmten Situation als Motor oder Motivation nicht taugt.

Wir können uns entscheiden, im Stau nicht zu hupen und im Verkehr weniger zu fluchen. Wir können an der Supermarktkasse jemand mit drei Teilen vorlassen, statt sie oder ihn geflissentlich zu übersehen, weil unsere Zeit auch wertvoll ist. Wir können – ja, ich weiß selbst, dass das schwer ist – uns unterbrechen, wenn wir gerade schimpfen oder besserwissen wollen. Und stattdessen lächeln und die Sache auf sich beruhen lassen (oder wenigstens zwei Tage später ungestresst ansprechen).

Sollen wir also alles Unangenehme geduldig über uns ergehen lassen? Ungleichbehandlung, Übergriffigkeiten, Mundgeruch? Nein, warum? Auch mit Geduld kann man die eigenen Grenzen vertreten. Kann Hilfe suchen oder Veränderung initiieren. So wie Perfektion vor dem Gefühl der Scham schützen soll (s. S. 144) bewahrt uns Ungeduld vor dem Moment, in dem wir gerade sind. Indem wir im Geiste schon die Zukunft herbeizwingen, wollen wir die Realität verdrängen. Nur ändert das nichts am Jetzt. Es kostet bloß viel Kraft, und manchmal verpatzen wir vor lauter Hast noch etwas.

Bonus-Tipp: In Wartezeiten – an der Ampel, im Supermarkt – einmal tief durchatmen. Wenn möglich, sogar gähnen. Das entspannt das Nervensystem, und die Geduld fällt leichter.

Keine Passivität

Geduld zu haben heißt nicht, so zu tun, als wäre alles okay. Wir können eine Situation furchtbar, empörend, tieftraurig oder auf jede andere Art unerfreulich finden und trotzdem geduldig daran arbeiten, sie zu verändern. Nichts ist falsch daran, sich zu wünschen, dass der verdammte Liebeskummer oder die Trauer nach einem persönlichen Verlust endlich verschwinden. Dass es den Armen in der Welt besser geht und dass die Zerstörung der Umwelt nicht weiter voranschreitet. Aber es lässt sich nun einmal nicht sofort erzwingen.

Dennoch bedeutet Geduld aufzubringen keineswegs, die Hände in den Schoß zu legen und abzuwarten. Wir können tun, was uns richtig und hilfreich erscheint. Wir können uns auch mal ablenken. Wir können uns einsetzen für das Ende eines Übels oder gegen Unrecht. Und wir können sehr wohl auch versuchen, zügig ans Ziel zu kommen. Geduld heißt nicht, extra langsam zu machen. Sondern nur: Das Leben in dem Tempo zu leben, in dem es geschieht. Weil sich außerhalb von SciFi-Storys der Lauf der Zeit nicht kontrollieren lässt, sondern nur unser Umgang damit.

Wir alle sind »mütend«

In der Coronazeit machte das Wort »mütend« die Runde, ein Kofferwort aus »müde« und »wütend«. Viele Menschen waren aufgebracht und erschöpft zugleich. Nicht depressiv, sondern kraftlos, und nicht in Rage, sondern antriebslos. Eine Mischform zweier scheinbarer Gegensätze auf der emotionalen Skala. Ein Zustand breitete sich aus und intensivierte sich, den viele jedoch schon vorher kannten. Und der auch nach Corona Bestand haben wird.

»Mütend« vereint den Zorn und die Machtlosigkeit. Dabei muss es nicht um Abstandsregeln und Impfgegner gehen. Das Gefühl kann auch die Arbeitswelt betreffen oder die unzureichenden Maßnahmen gegen den Klimawandel. Sogar in einer Partnerschaft können wir »mütend« werden: Wenn wir vollkommen erschöpft davon sind, für eine notwendige Veränderung einzutreten, sich aber nichts tut.

Ich behaupte: Dieses Mischgefühl tritt immer auf, wenn wir uns an etwas abarbeiten, das wir ändern wollen, aber diese Veränderung nicht gelingt. Dabei ist es egal, warum sie misslingt – aus Mangel an Möglichkeiten, weil wir es auf eine ungeeignete Art versuchen, weil wir uns aus unbewusster Angst vor dem Erfolg oder der Veränderung selbst sabotieren ... Kennzeichnend für eine solche Situation ist ein diffuser Objektbezug, eine gewisse Unschärfe des Verlusts. Es lässt sich nicht ganz genau sagen, was fehlt, was anders werden müsste oder sein sollte. Wir können nicht die eine Ursache benennen (»Du bist dick geworden.«, »Die Nutzung fossiler Brennstoffe ist die einzig relevante Umweltschädigung.«, »Ich vermisse das Umarmen.«), sondern unser Problem hat zahllose Facetten. Deshalb überfordert die Stagnation uns gedanklich. Wir können nicht um eine Sache trauern und sie dann loslassen. Und wir können auch nicht diese eine Sache reparieren. Verzweifelt versuchen wir, für diese Gemengelage einen Blitzableiter zu finden, ein Symbol: die Maske oder die Impfung bei Corona, dicke Autos und Kreuzfahrtschiffe bei Klimademos, Lieblosigkeit oder Ungepflegtheit in der Beziehung. Aber weil das zu kurz springt, bringt es nichts.

So rennen wir zornig voran, und eine Welle der Machtlosigkeit spült uns zurück. Auf die Dauer macht das »mütend«.

Die eigene Reichweite erforschen

Meist hoffen wir, dass das Problem sich irgendwie von allein erledigt: Vielleicht haben wir Glück und finden durch Zufall einen neuen Job oder werden wenigstens gekündigt. Möglicherweise beginnt die Partnerin oder der Partner eine Affäre, und wir haben damit einen handfesten Trennungsgrund, der uns subjektiv zwingend erscheint. Und beim Klima könnte jemand eine tolle technische Innovation liefern, die alles schädliche Kohlendioxid aus der Atmosphäre saugt und Goldtaler daraus presst. Das wäre doch schön. Wir ergeben uns auf diese Weise uneingestanden der Resignation.

Es ist natürlich vollkommen in Ordnung, ein Problem nicht zu thematisieren, es zu ignorieren, einfach damit zu leben. Alternativ besteht aber auch die Option, die eigene Reichweite genauer zu erforschen. Niemand kann Corona ungeschehen machen. Wir können nicht im Alleingang die aktuellen Arbeitsbedingungen ändern. Ebenso wenig können wir unsere*n Partner*in wieder frisch verliebt in uns machen oder den Klimawandel zurückdrehen. Wir können aber tief durchatmen und überdenken, was sich ändern ließe, worauf wir Einfluss haben. Vielleicht finden wir so die Möglichkeit, im kleinen Rahmen und in unserem direkten Umfeld doch noch etwas Konstruktives beizutragen. Oder wir stellen fest, dass wir wirklich nichts bewegen können und uns daher arrangieren oder neu orientieren müssen. Beides ist entlastender als im aussichtslosen Bemühen um Selbstwirksamkeit »mütend« das zehnte Sauerteigbrot zu backen.

Es ist nicht alles schlecht

Besonders verwirrend kann es werden, wenn eine Situation nicht nur negative Aspekte hat, sondern auch positive. Dienst nach Vorschrift ist langweilig, aber auch ganz entspannend. Weniger Sex ist unromantisch, kann aber auch entlasten. Arbeit im Homeoffice lässt uns sozial verarmen, aber man kann im eigenen Rhythmus bleiben.

Hier nicht ewig rumzueiern zwischen dem, was wir wollen sollen, und der eigenen inneren Wahrheit, tut gut. Ein solches Vorgehen stützt die eigene psychische Gesundheit und stärkt so die Resilienz, weil wir einen hohen Preis dafür zahlen, ewig gegen Windmühlen zu kämpfen. Motivation und Energie entstehen in Momenten eindeutiger Neuanfänge. Doch ohne Abschluss kein Neubeginn.

Resilienz gilt als die Fähigkeit, Niederlagen nicht so tragisch zu nehmen. Aber was, wenn wir uns mit ihnen sogar anfreunden und sie – manchmal – als Bereicherung ansehen könnten? Mehr darüber im folgenden Kapitel.

9

OFFENHEIT

Wie wir uns sogar mit dem Scheitern anfreunden können

Die Forderung, jemanden »nicht trotz seiner Fehler, sondern gerade wegen dieser Fehler« zu lieben, ist weit verbreitet. Weil schließlich »jede*r so in Ordnung ist, wie sie oder er ist«. Das eine hat aber mit dem anderen nichts zu tun.

Jemand kann »in Ordnung« sein und Fehler haben oder machen. Genau genommen, siehe S. 66, sind sogar nur diejenigen in Ordnung, die Fehler haben oder machen. Denn die anderen glauben, sie seien Gott oder müssten Gott sein.

Vor allem aber gibt es keinen Grund, jemanden nicht »trotz seiner Fehler« zu lieben. Das ist doch unser Alltag: Wenn mehr gut als schlecht ist, bleibt in der Summe ein Plus. Das gilt für Autos, für Jobs, für Freizeitbeschäftigungen, für Freundschaften und auch für Liebesbeziehungen.

Es ist aber wenig zielführend, sich an den subjektiv wahrgenommenen Fehlern abzuarbeiten. Denn sie lassen sich ja nicht ändern. Wer sich darüber also intensiv ärgert, tut genau das: *sich* ärgern.

Es ist besser, die Fehler, das Scheitern, das Missfallen und Misslingen als einen Teil des Lebens anzunehmen. Weil das Gesamtpaket uns trotzdem besser gefällt als die anderen Optionen. Das ist etwas anderes, als jemanden oder etwas *wegen* der Fehler zu lieben. Warum sollten wir das tun? Und wozu wäre es gut? (Gemeint ist ursprünglich wohl, jemanden so zu lieben, wie sie oder er ist, einschließlich seiner Fehler, die ja auch die Persönlichkeit prägen.)

Wir können diesen Gedanken sogar noch einen Schritt weiterführen: Wir haben die Möglichkeit, den Schmerz des Scheiterns oder der Frustration nicht zu vermeiden, sondern ihn in vollem Umfang zuzulassen. Dazu brauchen wir ein gewisses Grundvertrauen, dass auch wieder bessere Momente kommen. Wenn es gelingt, ist dies jedoch eine Chance, aus einer Niederlage zu lernen: dass sie vorbeigeht, dass sie nicht allumfassend ist, was uns wichtig ist und wovon wir auch lassen können.

Nähe ist unvollkommen

Wahre Nähe wozu auch immer ist zwangsläufig unvollkommen und damit subversiv und potenziell bedrohlich. Eine Akzeptanz der Realität erreichen wir nicht durch den ständigen Vergleich mit einem Idealzustand. Sondern nur durch den Verzicht darauf. Der Job, das Kind, die Partnerin oder der Partner, das Wetter, das Konzert, das Mittagessen, das Auto, das Hobby – nichts davon kann optimal sein. Ein derartiges Leistungsdenken ist dauerhaft nicht aufrechtzuerhalten.

Wenden wir genau dieses Denkmuster auf die Anstrengung an, die uns zu schaffen macht, so entsteht eine Dissonanz: Es wirkt sinnvoll, entschlossen den Wunsch nach übermäßiger Kontrolle abzubauen. Doch erfüllt diese strenge Haltung nicht die Sehnsucht nach Sanftheit und Verständnis. Die ihrerseits beängstigend erscheint, weil sie sich nicht kontrollieren lässt. So entsteht zu Beginn der Auseinandersetzung mit einem übermäßigen Kontrollbedürfnis oft ein Oszillieren, ein Hin- und Herspringen zwischen zwei eindeutigen, aber unvereinbaren Vorgehensweisen. Es ist jedoch unmöglich, die Bedürfnisse nach angespannter Leistungsbereitschaft und völliger Entspannung zugleich zu befriedigen. Und leider reicht es eben nicht, eines nach dem anderen abzuarbeiten.

Geben wir unser Bestes, fehlt die Lockerheit. Bleiben wir locker, fehlt das Engagement. Den Mittelweg, auf dem Kontrolle ausgeübt wird, wo sie sinnvoll und machbar ist, und wir uns von ihr verabschieden, wo sie überzogen oder unmöglich scheint, entsteht erst beim Gehen.

Jag deine Ängste fort, zerreiß die Pläne

Unser Kontrollbedürfnis wächst im Angesicht der inneren Konfrontation mit dem fantasierten Gegensatz: der Wildnis. Wir benötigen Unterstützung, mindestens die eigene, besser noch die anderer, um uns dieser Angst immer wieder zu stellen.

»Jag deine Ängste fort, und die Ängste vor den Ängsten (...) Zerreiß deine Pläne, sei klug«, schrieb die Dichterin Mascha

Kaléko in den Siebzigern des vergangenen Jahrhunderts. (Allerdings hatte sie einen Grund für diese Forderung: »Halte dich an Wunder. Sie sind lang schon verzeichnet im großen Plan«, geht es weiter im Gedicht.) Auch wenn man nicht an große Pläne glaubt, ist es klug, die Ängste fortzujagen. Ebenso die Ängste vor den Ängsten. Und die Pläne zu zerreißen. Denn durch zu intensives Planen überfordern wir uns. Und die Ängste lassen sich so trotzdem nicht in Schach halten.

Das Verlangen nach Unverfügbarkeit

Ein Trendbegriff der letzten Jahre war »Selbstwirksamkeit«. Das ist die Überzeugung, eine Situation irgendwie meistern zu können. Wer sich der Welt hingegen machtlos ausgeliefert fühlt, leidet. Doch ein an sich gut gemeintes Bemühen um allumfassende Selbstwirksamkeit ohne jede Demut lässt uns heißlaufen. Dabei bedeutet Selbstwirksamkeit eben nicht: Mir passiert nichts – Job, Partner*in, Lebensglück, alles sicher eingetütet. Sondern Selbstwirksamkeit entfaltet sich, wenn wir mit den Schicksalsschlägen des Lebens klarkommen müssen. Selbstwirksamkeit wächst aus der Erfahrung: Es geht schon irgendwie weiter. Und früher oder später kann ich einen konstruktiven, handfesten Beitrag dazu leisten, wie genau.

Der Soziologieprofessor Hartmut Rosa behauptet, dass wir Menschen uns sogar nach Momenten der »Unverfügbarkeit« sehnen. Also nach Erlebnissen, über die wir keine Kontrolle haben. Sein Beispiel: Schnee. Der erste Schnee des Winters hat etwas bezaubernd Magisches.

Nun haben wir aber auch keinen oder nur einen sehr geringen Einfluss auf Starkregen, Vulkanausbrüche, Hausbrände oder das Sexualverhalten unserer Nachbarn. Es lässt sich also wohl nicht behaupten, dass grundsätzlich alles, was uns in seiner Unverfügbarkeit widerfährt, toll wäre. Was aber stimmt: Gelingt es uns, solche Situationen zu meistern, sind wir stolz auf uns, und es zahlt auf unsere Selbstwahrnehmung ein. Wir halten uns danach für kompetenter als vorher. Insofern sind Selbstwirksamkeit und Resilienz verschwistert – wer sich als selbstwirksam erlebt, wird resilienter. Auf die Dauer erstellen wir aus dieser wachsenden Sammlung bewältigter Krisen das Narrativ unseres Lebens. Wer solche Erfahrungen sammelt, hält die verbleibende Restunsicherheit besser aus – in der Überzeugung klarzukommen, was auch passiert.

Resiliente Personen werden oft als »Stehaufmännchen« bezeichnet. Die haut so schnell nichts um. In der Physik bezeichnet der Begriff »Resilienz« die Fähigkeit eines Materials, nach einer Verformung von allein in den Urzustand zurückzufedern. Wie eine Motorhaube, die man mittig mit der Hand leicht eindrückt. Ist die Krafteinwirkung jedoch zu groß, beispielsweise bei einem Unfall, ist das nicht mehr möglich, es bleibt eine Delle zurück. Analog überfordert es auch manche Menschen, ein Trauma und eine Anhäufung von Schicksalsschlägen aus eigener Kraft zu überstehen. So wie wir also das Auto ausbeulen oder ein beschädigtes Teil austauschen lassen, sollten wir bei Bedarf die Seele therapieren. Denn wir Menschen sind nicht nur überraschend resilient, sondern auch erfreulich reparabel.

Insofern ist nicht jede Krise eine Chance und nicht alles, was uns nicht umbringt, macht uns stärker. Manche Krisen sind einfach nur verdammter Mist und schwächen uns.

Gerade dann gilt: Wer die Angst vor der Angst fortjagen kann, indem sie oder er die Pläne zerreißt und das Leben so lebt, wie es gerade ist, erhöht seine Heilungschancen.

Besonders resiliente Menschen haben überdurchschnittlich viele der folgenden Eigenschaften:

- Fähigkeit zur Impulskontrolle und zum Belohnungsaufschub
- Empathie (Mitgefühl, Einfühlsamkeit), Emotionalität
- Realismus
- Neugier, Offenheit
- können um Unterstützung bitten und sie annehmen
- haben belastbare soziale Bindungen

Hoffnung und Trauer

Gern wird Burn-out-Kandidat*innen zur Entlastung empfohlen, Meinungen oder Dinge »loszulassen«. Denn das Festhalten würde nur Unglück erzeugen. Aber warum eigentlich? »No hope, no fear«, lautet ein entsprechendes Mantra: keine Hoffnung, keine Angst.

Wer nicht auf einem bestimmten Ergebnis besteht, so die Logik, muss sich auch nicht davor fürchten, dass dieses nicht eintritt. Mache ich mein Seelenheil von der Beförderung abhängig, dann leide ich, wenn ich übergangen werde. Fiebere ich wochenlang meinem Urlaub auf einer Sonneninsel entgegen, bin ich frustriert, wenn es dort regnet. Okay, das ist nachvollziehbar.

Ließe man es also einfach kommen, wäre man geschützt vor der Trauer oder Wut. Doch stimmt das wirklich?

Meiner Ansicht nach gibt es drei gute Einwände gegen das vollständige Loslassen jeder Hoffnung: Erstens kann nur der Wunsch nach etwas Zukünftigem uns zum Handeln veranlassen (siehe auch S. 160). Nur weil ich mehr Geld verdienen, einen anderen Aufgabenbereich haben oder mehr bestimmen möchte, wünsche ich mir die Beförderung. Nur weil ich Urlaub machen möchte, buche ich die Reise. Und natürlich buche ich sie meinen Wünschen entsprechend. Wie sonst sollten wir Entscheidungen treffen? Das heißt: Wer handelt, der hofft.

Zweitens klingt es ja erst mal ganz gut, wenn man sich Leid und Frust erspart. Aber wer sich emotional lossagt von unangenehmen Ereignissen, der darf sich dann eigentlich auch nicht mehr über schöne Momente freuen. Wenn es mich vor lauter innerer Unabhängigkeit kaltlässt, dass es im Urlaub regnet, dann kann ich mich auch nicht ernsthaft freuen, wenn die Sonne scheint. Wenn es mich möglichst wenig berühren soll, *nicht* befördert zu werden – mit welcher Logik könnte ich dann Freude zulassen, wenn es geschieht?

Wenn wir die positiven Momente erhalten wollen, ohne an den negativen zu leiden, hieße das: Eine bestimmte Art Gefühl ist erlaubt, die ungewünschte verdrängen wir. Das kann auf die Dauer nicht wirklich funktionieren.

Und drittens: Wenn man es »kommen lässt, wie es kommt«, heißt das mit anderen Worten: Ich positioniere mich bewusst als gänzlich machtlos in dieser Welt. Es ist egal, was ich tue.

Denn »es kommt, wie es kommt«. Das aber widerspricht unserem Erleben, in dem wir zwar nicht erzwingen können, was geschieht, sehr wohl aber Einfluss darauf haben.

Warum also zieht uns der Vorschlag so an, weniger negative Emotionen zu erleben, indem wir weniger Erwartungen vor uns hertragen? Ganz einfach, weil etwas dran ist. Wir alle haben bereits erlebt, wie viel Wut, Zorn oder Trauer wir empfinden können, wenn wir zu verbissen daran festhalten, wie etwas hätte kommen sollen. Eine Beziehung endet unerwartet, oder das Lieblingsessen in der Kantine ist schon aus: Beides kann eine totale Katastrophe sein – muss aber nicht. Der Unterschied besteht nicht darin, wie desinteressiert wir sind oder tun, sondern in unserer momentanen Kapazität zur Einordnung. Läuft das Leben im Großen und Ganzen okay, dann kommen wir auch mit Niederlagen klar. Sind wir aber ständig überfordert, reicht ein Tropfen. Und das Fass läuft über.

Wir brauchen Träume

Das Problem besteht nicht so sehr darin, dass wir auf irgendetwas hoffen. Eher ist riskant, wie viel Gewicht wir dem Ereignis zuschreiben, auf das wir hoffen. Jedes Erlebnis ist nur eines von vielen. Manche sind unerwartet toll oder überraschend blöd. Einige haben weitreichende Konsequenzen, andere keine. All das ist normal.

Gelingt es uns, diese Einordnung vorzunehmen, können wir tief durchatmen und weitermachen. Fehlt uns dafür die Kraft, rasten wir aus. Je strenger wir mit uns und mit dem

Leben sind und je leerer der eigene Tank ist, desto schneller passiert das.

Es ist nicht nötig, keine Hoffnungen oder Erwartungen zu haben. Es hilft jedoch, sie als solche zu erkennen. Dann können wir sie mit dem Moment abgleichen. Und erleben ihn als besser, schlechter oder auch ganz anders.

Ich habe mich einmal an meinem Geburtstag sehr auf den Besuch eines bestimmten Restaurants gefreut. Doch dann war es geschlossen. Wir gingen in ein anderes in der Nähe. Erst fand ich das ärgerlich. Aber dann gelang es mir umzuschalten. Der Abend lief nicht wie erwartet. Doch das Essen war gut, die Atmosphäre freundlich. Hätte ich diese Kurve nicht gekriegt, wäre es bestenfalls ein mäßiger Geburtstag geworden. So war er prima. Das war natürlich Glück, das unbekannte Restaurant hätte ja auch doof sein können. Doch die Angst vor »doof« und das Festhalten an der Projektion hindert uns so oft daran, die Wirklichkeit wahrzunehmen.

Wir machen uns die Anerkennung des Moments oft besonders schwer, weil wir so sehr wollen, dass er anders wäre. Meiner Ansicht nach müssen wir uns nicht von Hoffnung (oder auch Sorge) befreien, sondern eher von der Annahme, durch genug emotionalen Krafteinsatz die Gegenwart passend machen zu können. Dieser Widerstand gegen das Jetzt bringt nichts. Kein geschlossenes Restaurant öffnet, weil ich mich ärgere.

Hoffnung beinhaltet stets die Angst, dass es anders kommt als gewünscht. Das stimmt. Doch es geht beides: Wir können, dürfen, sollen, müssen Wünsche und Träume haben – und es stärkt die Seele, den gegenwärtigen Moment dann widerstandslos anzunehmen. Inklusive unserer Freude, Trauer, Wut oder Euphorie.

Trotzig und traurig

»Freedom's just another word for nothing left to loose«, heißt es in dem Countrysong »Me and Bobby McGee« (gesungen u. a. von Janis Joplin, Kris Kristofferson, Reba McEntire und Johnny Cash): »Freiheit heißt nur, nichts mehr zu verlieren zu haben.« Klingt cool, ist aber vielleicht doch etwas übertrieben.

Zumindest wenn man Freiheit nicht als binär ansieht (man hat sie oder hat sie nicht), sondern als graduell (man kann mehr oder weniger frei sein). Vielleicht ist man wirklich besonders frei, wenn man an nichts mehr hängt, weil man nichts mehr hat. Intuitiv empfinden wir diese Aussage jedoch nicht nur als trotzig, sondern zugleich als traurig.

Solange wir über das Ausmaß und die Intensität entscheiden, ist es doch auch schön, wenn uns Dinge (Menschen, Ereignisse) wichtig sind und wir an ihnen hängen.

Tendenziell neigen wir aus evolutionären Gründen übrigens dazu, negative Emotionen über- und positive unterzubewerten. Daran lässt sich arbeiten. Finden Sie es ruhig doof, wenn etwas nicht klappt. Aber erlauben und kultivieren Sie auch die Freude, wenn etwas Ihnen gefällt oder gelingt.

Mediale Verstärkung

Die uns angeborene Betonung unerfreulicher, negativer Momente wird durch die Medien noch verstärkt. »Bad news are good news« ist ein alter journalistischer Schlachtruf: »Schlechte Nachrichten sind gute Nachrichten.« Warum? Weil Menschen Zeit aufwenden und Geld ausgeben, um sich über Risiken zu informieren. Heutzutage erhöht es die Zugriffs- und Klickzahlen, über Negatives zu berichten. Also werden schlechte Nachrichten aufgebauscht und machen einen größeren Teil der Medieninhalte aus. Daher bilden Medien die Welt nicht »im richtigen Maßstab« ab. Was gut läuft und wie viele Menschen gesund und unverletzt sind, bleibt unerwähnt. Unsere Einschätzung von Risiken ist somit nicht nur neuronal, sondern immer auch kulturell (u.a. sozial und medial) geprägt.

Über manche Gefahren wird hingegen nur unzureichend berichtet. Vielleicht, weil sie erzählerisch wenig hergeben. Viele Menschen sterben beispielsweise durch Autounfälle oder an Sepsis. Medial relevant ist jedoch nicht, was regelmäßig geschieht, sondern das Neue, die Ausnahme von der Norm. Wichtig ist vielfach auch, ob gute, eindrucksvolle Bilder vom Ereignis zur Verfügung stehen.

Freiheit besteht darin, das eigene Lebensrisiko (jedenfalls größtenteils) selbst zu tragen. Klug wäre, dies möglichst kompetent und rational zu tun. Dafür müssen wir für uns selbst klären, wovor wir ganz persönlich Angst haben, was uns wirklich Sorgen macht – und wie wahrscheinlich diese Risiken sind. So können wir ermitteln, was wir unbedingt vermeiden oder verhindern wollen. Und was vielleicht andere stört oder sorgt, uns aber egal ist oder unwahrscheinlich erscheint.

Es geht dabei nicht darum, die »richtige« Entscheidung zu treffen. Sondern wir sollten versuchen, mit dem eigenen Tun und Lassen zufrieden zu sein. Falls dann doch etwas schiefgeht, werden wir damit klarkommen.

Vermeidungsstrategien vermeiden

Wir alle entwickeln mit der Zeit Beruhigungs- und Vermeidungsstrategien. Viele von uns ziehen beispielsweise geradezu reflexhaft das Handy aus der Tasche, wenn wir irgendwo warten. Oder wir surfen im Internet, statt konzentriert zu arbeiten. Wir vermeiden damit, mit uns allein zu sein oder vielleicht gerade keine gute Idee zu haben. Wir weichen der Angst oder Sorge aus und überlagern damit dieses unangenehme Gefühl. Leider funktioniert das nicht auf Dauer. Der Reiz muss immer intensiver werden, um seinen Zweck zu erfüllen. Irgendwann bemerken wir das natürlich. Und damit haben wir gleich zwei Gründe, besorgt zu sein.

Erstens sind Angst oder Sorge zwar unangenehm, sie erscheinen vielen von uns aber sinnvoll. Motto: Wenn ich mir jetzt Gedanken mache, kann ich das Unheil vielleicht verhindern! Deshalb fällt es vielen Menschen so schwer, im Rahmen von Entspannungstechniken ihre Anspannung loszulassen. Das erscheint gefährlich. Weiter auf dem (wahrscheinlich unlösbaren) Problem herumzukauen empfinden wir hingegen als konstruktiv, denn immerhin »tun« wir etwas.

Zweitens fürchten wir den mehrfachen emotionalen Umschwung: von gestresst und besorgt zu entspannt, danach wieder zu gestresst und besorgt. Da scheint es doch weniger anstrengend, gleich gestresst und besorgt zu bleiben.

Was Betroffenen hilft, ist daher die Etablierung einer neuen Grundhaltung. Sie müssen über längere Zeit erleben und verinnerlichen, dass die Notlage gar nicht so schlimm ist, wie sie sich anfühlt. So können sie darauf verzichten, der Sorge auszuweichen. Stattdessen können sie sie aushalten und oft nach einer Weile sogar auflösen.

Achten Sie deshalb in der Zukunft darauf, welche Trigger bei Ihnen ein kurzfristiges Belohnungsverhalten auslösen. Und experimentieren Sie damit, den befürchteten Emotionen nicht sofort auszuweichen, sondern sie eine Weile zu betrachten. Denn wir wollen den Moment unter Kontrolle bekommen, in dem wir verdrängen.

Vielleicht öffnen Sie abends im Bett Instagram, weil Sie schmerzhaft allein sind – oder weil die Intimität schwierig geworden ist. Vielleicht putzen Sie lieber die Wohnung oder räumen Ihren Schreibtisch auf, als die längst überfällige Steuererklärung auszufüllen. Weil Sie sich Sorgen um Geld machen, oder weil Sie glauben, mit Zahlen nicht gut klarzukommen. Möglicherweise öffnen Sie lieber eine Tüte Chips oder schauen noch eine Folge Ihrer Lieblingsserie (oder beides), als den Abwasch zu erledigen. Und ärgern sich am nächsten Tag über Ihre »Schlampigkeit«.

Manchmal, wenn ich einen möglichst guten Text zu einem wichtigen Thema schreiben will, müssen auf einmal alle möglichen Fleißarbeiten erledigt werden. Denn solange ich nicht anfange, kann ich mit meinem Vorhaben nicht scheitern.

Leider kommt dabei aber auch kein guter Text heraus, sodass ich am folgenden Tag mit demselben Problem dasitze.

Vielleicht fallen Ihnen bestimmte Gespräche mit Ihrer Partnerin oder Ihrem Partner schwer, vielleicht Begegnungen mit Familienmitgliedern oder Auseinandersetzungen mit den eigenen Kindern. Möglicherweise ist eine bestimmte Anforderung oder Emotion für Sie richtig unangenehm. Für uns alle gibt es Dinge, die wir lieber vermeiden, von denen wir glauben, sie nicht gut hinzukriegen. Genau in diesen Momenten entscheidet sich, was wir anfangen mit unserem Leben. Denn wenn es gut läuft, ist ja alles prima. Aber wenn es nicht so gut läuft, müssen wir nicht in die Abwehr ausweichen und das unangenehme Gefühl wegschieben. Wir können weniger frustrierende Alternativen kultivieren. Und so auf die Dauer beeinflussen, was wirklich wichtig ist in unserem Leben. Darum geht es im letzten Kapitel.

10

ZUKUNFT

Worum es wirklich geht im Leben

Soziologen und Philosophen sind sich einig darin, dass Menschen sich gern als kompetent wahrnehmen und ihre Talente entfalten. Wie, wann und mit wem sie das tun, und ob es dafür Geld gibt oder nicht, ist nebensächlich. Die unterschiedlichsten Forschungen ergeben, dass eine gewisse finanzielle Sicherheit zu den Grundbedürfnissen gehört. Ist sie erreicht, werden Entfaltung und intersubjektive Kontakte wichtiger. Platon nannte diesen Zustand »Glück«, heute spricht man eher von »Zufriedenheit«.

Glück ist schnell, Zufriedenheit ist ausdauernd. Glück ist flüchtig, Zufriedenheit ist anhaltend. Das übermäßige Streben nach den intensiven Glücksmomenten erschwert eine grundlegende Zufriedenheit.

Wir sollten die Fehlannahme loslassen, dass wir immer alles (oder möglichst viel) kontrollieren müssen, um in Sicherheit und glücklich sein zu können. Und hinzukommen zu klugen, ruhigen Entscheidungen nach dem Pareto-Prinzip: 20 Prozent Einsatz, 80 Prozent Ergebnis. Der italienische Sozioökonom

Vilfredo Federico Pareto (1848–1923) stellte 1906 bei einer Untersuchung der Verteilung des Grundbesitzes in Italien fest: 20 Prozent der Bevölkerung besaßen rund 80 Prozent des Bodens. Folgend untersuchte Pareto Einkommensverhältnisse in verschiedenen Ländern und stieß immer wieder auf eine ähnliche Verteilung. Er stellte die Theorie auf, dass sich bei vielen Aufgaben 80 Prozent der Probleme mit dem Einsatz von 20 Prozent der Mittel lösen ließen. Das lässt sich zwar nicht beweisen, klingt aber gut und fand daher als »Pareto-Prinzip« Verbreitung. Es kann als gute Über-den-Daumen-Regel für den Ressourceneinsatz gelten. Weil es hilft, sich zu lösen von der deutschen Gründlichkeit.

Wir müssen also nur ein bisschen lockerer lassen, um sehr viel mehr Zufriedenheit mit uns und unserem Umfeld empfinden zu können. Ja, das macht auch ein bisschen Angst. Aber noch viel mehr Freude.

Die dunkle Seite der Macht

Je umfangreicher die gesellschaftliche Arbeitsteilung wird, desto modularer das System. Das betrifft inhaltliche wie organisatorische Strukturen. Wir können aus zahlreichen Lebensoptionen diejenige(n) auswählen, die uns gefallen. Und können es uns sogar noch jederzeit wieder anders überlegen. Doch diese Entwicklung hat ihren Preis, auch wenn der anfänglich von der Begeisterung überdeckt wird. So wie Globalisierung, Deregulierung und Digitalisierung anfangs viele Vorteile gebracht haben und wir erst später die dunkle Seite der Macht

(Umweltschädigung, Unmoral, Monopolisierung) erkannten, zeigen sich mittlerweile die Nachteile der Auflösung moralischer und gesellschaftlicher Vorgaben. Dadurch entfällt zugleich viel Rückhalt, ein emotionales Netz, in dem man seinen Platz genau kannte. Vor hundert oder zweihundert Jahren wurden die Menschen von äußeren Zwängen genötigt. Heute sind es industrielle Vorgaben. Wir sind viel leichter ersetzbar und müssen uns daher anpassen, um nicht ausgetauscht zu werden. Eine Tendenz, die sich fortgeschrieben hat ins Private. Auch hier finden wir nicht mehr unbedingt Halt, sondern müssen stattdessen ständig unsere Position verteidigen. Doch das gelingt nur, solange wir jung, leistungsfähig und auch ein wenig naiv sind.

Die gewonnene Freiheit möchten wir natürlich nicht mehr aufgeben: Das Recht und die Möglichkeit, die eigene Persönlichkeit in einem Maße auszudrücken, wie es kaum je in der Geschichte denkbar war. Beruflich wie privat. Wir können entscheiden, wie wir unsere Männlichkeit oder Weiblichkeit definieren, wie engagiert wir arbeiten wollen, wie wir unsere Liebesbeziehungen gestalten, wo wir leben wollen. Wir müssen dies aber auch entscheiden – und das ist keine leichte Aufgabe. Preis und Leistung bzw. Aufwand und Ergebnis sollen schließlich in einem angemessenen Verhältnis stehen. Wo gehen wir welche Kompromisse ein, auf welche Freiheiten verzichten wir freiwillig – und was ist für mich unverhandelbar und wertvoll? Diese Frage lässt sich nur noch individuell beantworten.

Selbstbegrenzung des Leistungswahns

Wir dürfen die Vergangenheit nicht romantisch überhöhen. Die Menschen haben früher nicht besser gelebt. Sie haben nur mehr ausgehalten, weil es alternativlos war oder schien.

Wie wir nun selbst die Gegenwart gestalten, ist – weil wir es aktiv tun müssen – Ausdruck unserer Stärken, nicht unserer Schwächen. Erfolgreich waren evolutionär diejenigen, die ihre Ängste gut unter Kontrolle hatten, durch Kampf oder Flucht im jeweils richtigen Moment. Der Versuch, so viel wie möglich zu kontrollieren, ist somit ein geschichtliches und soziales Erbe. Die Option, es auch mal gut sein zu lassen, widerspricht der zivilisatorischen Fantasie. Erfindungen macht, wer ein Problem löst. Nicht, wer es bestehen lässt. Doch erst wenn wir diesen scheinbaren Gegensatz nicht nur individuell, sondern auch gesellschaftlich und wirtschaftlich – also systemisch – bearbeiten, können wir die Freiräume schaffen und nutzen, die eine Erneuerung der Industriegesellschaft ermöglichen. Dass wir von Maschinen eine stets perfekte Performance erwarten, ist sinnvoll. Ein echter Humanismus jedoch fordert eine Selbstbegrenzung des Leistungswahns.

Blick zurück nach vorn

Wir wurden alle einmal geboren, und wir werden alle sterben. Das Wissen darum bedeutet erstens: Wir haben die Möglichkeit, über das Jetzt hinauszudenken und unser Leben so zu gestalten, wie wir es später gerne gehabt hätten. Wir können quasi im Voraus schon zurückblicken. Und aus dieser Perspektive begründet anzweifeln, wie wir jetzt gerade handeln. Die Sterbebegleiterin Bronnie Ware hat in ihrem Buch »5 Dinge, die Sterbende am meisten bereuen« festgehalten, was die meisten ihrer Patient*innen gern anders gemacht hätten:

1. »Ich wünschte, ich hätte den Mut gehabt, mein eigenes Leben zu leben.« Weniger angepasst, mehr an meinen Werten orientiert.
2. »Ich wünschte, ich hätte nicht so viel gearbeitet.« Das sagt sich natürlich rückblickend leicht – in jungen Jahren brauchte man das Geld. Und trotzdem bleibt die Erkenntnis, dass Arbeitserfolg allein nicht zufrieden macht .)
3. »Ich wünschte, ich hätte den Mut gehabt, meine Gefühle auszudrücken.« Menschen zu sagen oder zu zeigen, wie viel sie einem bedeuten. Und vielleicht auch Menschen, die man nicht mag, möglichst selten zu treffen.
4. »Ich wünschte, ich hätte den Kontakt zu meinen Freunden aufrechterhalten.« Inzwischen ist bekannt, dass ein stabiler Freundeskreis die Gesundheit fördert und die Lebenszeit verlängert.
5. »Ich wünschte, ich hätte mir erlaubt, glücklicher zu sein.«

Der letzte Wunsch ist vielleicht der interessanteste und wichtigste. Denn er schließt die Annahmen ein, dass man a) sich erlauben oder versagen kann, glücklich zu sein, und dass b) die Umstände oft allemal gut genug waren, dass man glücklich hätte sein können. Doch zu behaupten, glücklich zu sein sei bloß eine Entscheidung, ist überzogen. Richtig ist hingegen, dass jede*r von uns manchmal schöne Momente schlicht verpasst. Weil sie uns nicht »gut genug« erscheinen oder weil wir gerade mit etwas ganz anderem beschäftigt sind. Es kann auch damit zu tun haben, dass viele von uns meinen, ein schlechtes Gewissen haben zu müssen, wenn es uns gut geht und anderen nicht. Als würde es anderen besser gehen, wenn wir einen eigenen Glücksmoment ignorieren.

Das Gegenteil ist der Fall. Lassen wir die persönliche Zufriedenheit zu, strahlt dieses Glück auch auf andere ab.

Was glauben Sie, werden Sie später anders gemacht haben wollen? Was werden Sie möglicherweise später bereuen?

Die Erkenntnis, dass wir nicht nur alle sterben werden, sondern auch alle geboren wurden, ist zweitens insofern interessant, als jede Geburt einen Neuanfang markiert. Wir – Sie, ich, jede*r – haben etwas in die Welt gebracht, was so vorher noch nicht existierte. Für alle anderen war unsere Geburt eine Veränderung. Die in den meisten Fällen freudig willkommen geheißen wurde.

Es ist also wortwörtlich unser Geburtsrecht, etwas Neues zu beginnen. Dinge so zu tun, wie wir sie für richtig halten. Wir benötigen dazu keine Erlaubnis von irgendwem.

Zugleich kann uns diese Überlegung bereichern im Hinblick auf den Umgang mit anderen. Wenn wir im Handeln unsere eigene Zukunft gestalten, dann tun das alle anderen auch. Wir haben die Wahl, uns gegen sie abzugrenzen oder sie gutwillig zu beobachten und uns durch ihr Tun inspirieren zu lassen.

Beitrag zur Zukunft

Eine solche Haltung ist geprägt von Hoffnung und einer gewissen Portion Naivität. Was spricht dafür, sich auf diese Weise verwundbar zu machen, statt sich zu schützen vor allem und jedem?

Zum einen wünschen sich Menschen auf dem Sterbebett im Regelfall nicht, weniger Sozialkontakte gehabt zu haben, sondern mehr. Das zeigt zumindest empirisch, dass wir einen Weg dafür suchen sollten.

Zum anderen brauchen wir Naivität und Hoffnung, um zu überleben. Wir brauchen die naive Hoffnung, dass das Leben sich »lohnt« (was immer wir individuell darunter verstehen), um überhaupt morgens aufzustehen. Zu viele Sorgen, das haben wir alle schon erlebt, lähmen. Eine solche Hoffnung lässt sich nicht erzwingen. Wir können sie nur liebevoll einladen und wachsen lassen, wenn sie aufkeimt. Der Glaube an ein Morgen ermöglicht uns ein positives Momentum. Wir stolpern nicht desinteressiert oder losgelöst voran, sondern agieren als Teil einer Gemeinschaft. Dafür ist egal, ob Sie sich als Teil der Menschheit empfinden, Ihres Volkes, der Welt, der Schöpfung. Wir alle sind soziale Wesen. In dem Bemühen, unser eigenes Heute und Morgen gelingend zu gestalten, leisten wir zugleich unseren Beitrag zur Zukunft aller.

Die hoffnungsvolle Energie dafür können wir nur einsetzen in dem Glauben daran, dass es etwas bringen könnte. Im Grunde ist das ein Zirkelschluss: Ich wehre Restzweifel ab, um im Leben klarzukommen. Was dazu führen soll, dass alles gut geht und die Zweifel sich nicht bewahrheiten. Stimmt schon. Genau deshalb geht es nur mit einer gewissen Portion »wird schon!«.

Bewegungsunschärfe des Lebens

In diesem Buch habe ich darzustellen versucht, dass es keine einfachen Lösungen gibt. Und auch nie gab. Eine derartige Vergangenheitsglorifizierung ist ungerechtfertigt.

Wir können fast nie im Voraus wissen, was die beste Option ist. Und wir haben selten die vollständige Kontrolle darüber, was geschieht. Meine These ist, dass wir uns damit nicht etwa zähneknirschend abfinden müssen. Sondern dass wir uns mit dieser Situation sogar anfreunden können. Und zwar indem wir nicht erschöpft wegsehen, sondern im Gegenteil genauer zu erkennen versuchen, wo unser Handeln sinnvoll ist. Und wo wir uns die Mühe sparen können.

Daher bringt es meiner Ansicht nach wenig, möglichst eindeutige Bewertungskriterien zu suchen. Sondern wir müssen mit der Bewegungsunschärfe des Lebens umgehen lernen. Es ist schon mal gut, so oft wie möglich Handlungsweisen zu vermeiden, die wir für schlecht oder schädlich halten: Verantwortungslosigkeit, Faulheit, Rücksichtslosigkeit, Intoleranz, Arroganz, Kaltherzigkeit, Anmaßung, Habsucht… Ihnen fallen bestimmt noch mehr ein. Und doch werden auch wir immer wieder Dinge tun, die im Nachhinein betrachtet in eine dieser Kategorien fallen.

Einfach weil sich nicht alles bestimmen lässt. Manches

haben wir unter Kontrolle. Anderes, vielleicht unerwartet, nicht.

Und grundsätzlich sollten wir uns lieber mit allem Möglichen außer Kontrolle beschäftigen. Denn es gibt Wichtigeres.

Kontrolliert auf Kontrolle verzichten

Feste Zukunftsvorstellungen erzeugen Druck. Egal, ob es um den ergriffenen Beruf geht, um das Eingehen einer Partnerschaft, um große oder kleine Dinge. »Ich will Vaters Praxis übernehmen.«, »Mit 30 möchte ich verheiratet sein.«, »Ich will mich auf keinen Fall verlieben, denn emotionale Abhängigkeit macht unglücklich.«, »Morgen darf es auf keinen Fall regnen, sonst ist der ganze Urlaub verdorben.«: Wer so denkt, macht sich und sein Umfeld unglücklich. Denn meist kommt es anders als geplant. Und doch helfen uns Pläne dabei, Chancen zu erkennen, die sich bieten. Oder wenigstens aus den verbliebenen Möglichkeiten eine akzeptable auszuwählen. Wünsche zu haben und zugleich offen zu bleiben dafür, was geschieht, ist der Schlüssel. Das gilt auch für den Umgang mit uns selbst. Wir sind nicht gezwungen, statisch zu agieren, aber es ist auch nicht nötig, sich dauernd neu zu erfinden. Irgendwo dazwischen liegt Ihr persönlicher Wohlfühlstandpunkt.

Aber reicht es zur Zufriedenheit, derart pragmatisch vorzugehen? Philosophen und Psychologen sind sich darin einig, dass wir etwas naive Hoffnung als eine Art Zündfunken der Lebensenergie benötigen. Danach aber darf es gern anspruchsvoller werden. Einfacher Optimismus frustriert auf die Dauer.

Nutzwertorientierter Utilitarismus bleibt zu oberflächlich. Handfestes »tun, was gerade nötig ist« bietet nur wenig Entfaltungsmöglichkeiten. Zweck-Pessimismus raubt die Lebensfreude. Starres Festhalten an höchsten moralischen Maßstäben macht oft handlungsunfähig.

Der Ausgleich kann immer nur individuell gelingen. Weder im Loslassen noch im Festhalten besteht die Lösung, sondern darin, gut begründet und emotional stimmig die jeweils passende Mischung festzulegen. Damit das gelingt, müssen wir üben, kontrolliert auf Kontrolle zu verzichten. Weil oft das, was wir eigentlich tun wollen, weniger Sicherheit bietet als andere Optionen. Zu diesen zu greifen fällt leichter. Aber führt uns weg von dem, was zu uns passt.

Vielleicht haben Sie das mal in der Schule erlebt, beim Sport oder beim Erlernen eines Instruments. Solange man gar nichts kann, steht man dumm rum. Ein paar Grundfertigkeiten muss man also lernen. Dann aber macht es mit Glück irgendwann »Klick«, und der Groschen fällt. Nur in sehr wenigen Fällen reicht Talent ohne Technik. Aber Technik ohne Talent, ohne Gefühl, ist auch unerfreulich. Wir alle kennen Menschen, die irgendetwas total gut können – aber denen man dabei trotzdem nicht zusehen möchte. Weil die Seele fehlt, der Schmiss, das gewisse Etwas.

Wir brauchen Ehrgeiz *und* Gelassenheit. Anspannung und Entspannung. Wollen und Annehmen.

Woher nehmen wir den Mut für dieses Loslassen? Vielleicht aus den bisherigen Erfolgen mit diesem Vorgehen. Wir können klein anfangen und uns langsam steigern. Was von den Dingen, die Ihnen wichtig sind, ist am unwichtigsten? Oder umgekehrt, was von den Dingen, vor denen Sie sich drücken, macht Ihnen die wenigste Angst?

Ich habe irgendwann angefangen, auch dann zu schreiben, wenn die Muse mich nicht küsste. In diese Texte musste ich manchmal mehr Arbeit stecken, stimmt. Trotzdem waren sie oft besser als erwartet. Wenn ich mich nicht verweigerte, sondern Freiraum schaffte, kam dabei häufig etwas Gutes heraus, mit dem sich zumindest weiterarbeiten ließ. Das konnte ich mir aber erst erlauben, nachdem ich begriffen hatte, dass ich Arbeiten, die mir nicht gefielen, niemand zeigen musste. So konnte ich mein gefühltes Risiko minimieren.

Oder nehmen wir mal an, Sie würden in Meetings gern selbstsicherer sprechen. Und nehmen wir noch dazu an, Sie singen gern. Dann könnten Sie erst mal unter der Dusche oder in einem Chor singen, bis Sie sich wohler fühlen mit dem kraftvollen Einsatz der eigenen Stimme.

Wenn Sie wissen, dass Sie manchmal zu barsch zu Ihrer Partnerin oder Ihrem Partner, Ihrem Kind oder sonst wem sind, können Sie in einem ersten Schritt schlicht darauf achten. Ohne etwas zu ändern, ohne sich zu entschuldigen. Einfach nur die Aufmerksamkeit mitlaufen lassen. Nach einiger Zeit gelingt es Ihnen vielleicht, sich zu unterbrechen. Oder zu formulieren: »Oh, ich bin so gestresst, nimm es nicht persönlich.« Auf diese Weise kommen wir in kleinen Schritten, die uns selbst nicht überfordern, voran.

Solange wir bewusst dabeibleiben oder regelmäßig zu dieser Absicht zurückkehren, ist das völlig ausreichend. Dabei hilft es, sich zu vergegenwärtigen, dass Hoffnung »weniger« ist als Optimismus. Optimismus heißt, davon überzeugt zu sein, dass es gut geht. Hoffnung bedeutet nur an die Möglichkeit zu glauben, dass es gut gehen kann. Und wer kann das schon ausschließen?

Wer sich also die Hoffnung bewahrt, kann auch mit der Ungewissheit leben, dass sich Hoffnungen nicht immer realisieren. Sondern nur manchmal. Und dass wir im Voraus nicht wissen können, wann.

Das klingt ein wenig unerfreulich. Es hat aber auch eine andere Seite. Denn könnten wir Ergebnisse tatsächlich kontrollieren oder wäre auf andere Weise festgelegt, was geschieht, wäre das ziemlich langweilig.

Nach den unkalkulierbar eintretenden Hochs hingegen können wir süchtig werden. Also nach dem Leben selbst.

Ehrliches Bemühen

Hoffen und Handeln stehen in einem Scheingegensatz. Es ist sinnlose Energieverschwendung, ohne Ziel zu handeln, nur um Aktivität vorzuschützen. Relevante Aktivitäten erwachsen stets aus der Hoffnung, dass unser Tun etwas bewirkt. Wir können nicht sicherstellen, ob es das tut. Doch das ist kein Argument gegen Hoffen oder Handeln. Sondern nur eines dafür, auch uns selbst im Blick zu behalten. Wir sollten uns nicht erschöpfen im ständigen Scheitern an zu hoch gesteckten Ansprüchen. Sondern zufrieden sein mit unserem ehrlichen Bemühen.

Ausgangskontrolle

Bereits der Titel dieses Buches »(Außer) Kontrolle« spielt mehrfach mit dem Themenkomplex:

- Wir leben in einer Welt, die »außer Kontrolle« geraten zu sein scheint. Als wäre die Welt je unter Kontrolle gewesen. Ich weiß, das schien so, aber der Fall war es nicht.
- Vieles liegt tatsächlich nicht in unserer Macht, ist also wortwörtlich »außer Kontrolle«.
- Zugleich evoziert diese Formulierung ihr Gegenteil, nämlich die Frage, was wir eigentlich tatsächlich »unter Kontrolle« haben?
- Zudem möchte dieses Buch den Fokus weiter aufziehen und sich auch mit allem möglichen *außer* Kontrolle beschäftigen. Denn es gibt mehr im Leben.

Das Ergebnis ist keine eindeutige, einfache Alternative zu Kontrollwunsch und Allmachtsanspruch. »Kontrolle ist gut, Vertrauen ist besser« – das wäre ein schön schmissiges Fazit gewesen, aber leider nicht wirklich realistisch. Stattdessen ist dieses Buch selbst ein Beispiel für das, was ich darstellen wollte: Man schafft die Langstrecke nur, wenn man sich die Kräfte einteilt und einen Gedanken nach dem anderen entwickelt, ohne das Ziel aus den Augen zu verlieren.

Will ich zu viel, oder will ich zu wenig? Lebe ich intensiv genug, oder brenne ich aus? Das sind Fragen, die sich viele von uns immer wieder stellen.

Ich fürchte, sie lassen sich nie abschließend beantworten. Vielmehr wollen wir oft hier zu viel und dort zu wenig. Wir verhalten uns in der einen Sache nicht engagiert genug, in die andere verbeißen wir uns völlig. Ein wenig mehr Mittelmaß bedeutet nicht Durchschnittlichkeit. Sondern es heißt, dass wir immer wieder Maß nehmen müssen im Verhältnis zur eigenen Mitte. Kann und will ich mich jetzt strecken oder eher zurücknehmen? Weit ausholen oder fein nachjustieren? Solche Überlegungen werden freier möglich, wenn nicht noch als Klotz am Bein die Forderung daran hängt, alles vollumfänglich unter Kontrolle zu haben.

Als Autor bemühe ich mich um einen guten Stil bei möglichst eindeutiger Verständlichkeit. Ich würde zu gern kontrollieren können, was bei Ihnen ankommt. Doch das geht nicht. Schade, aber geschrieben habe ich das Buch trotzdem. In der Hoffnung, dass Sie es anregend und bereichernd fanden. Und weil ich Freude daran hatte. Das muss reichen.

Leseempfehlungen

Böhme, Gernot + Rebecca: Über das Unbehagen im Wohlstand
Brach, Tara: Mit dem Herzen eines Buddha
Brown, Brené: Verletzlichkeit macht stark
Chödrön, Pema: Vom Glück des Scheiterns
Crawford, Matthew: Ich schraube, also bin ich
Gigerenzer, Gerd: Risiko
Göpel, Maja: Unsere Welt neu denken
Kornfield, Jack: Das weise Herz
Krogerus, Mikael: Entscheiden
Kuntze, Holger: Das Leben ist einfach, wenn du verstehst, warum es so schwierig ist
Langebartels, Birgit: Leben im Leerlauf
Roediger, Eckhard: Raus aus den Lebensfallen
Salzberg, Sharon: Achtsam die Welt verändern
Schmidbauer, Wolfgang: Die Angst vor Nähe
Schmidt, Ina: Die Kraft der Verantwortung
Watzlawick, Paul: Anleitung zum Unglücklichsein

Weitere Bücher von Ulrich Hoffmann:
Mini-Meditationen
Pause
Zusammen entspannen (Audio-Buch)

Sachregister